THÉRAPEUTIQUE CHIRURGICALE

DES AFFECTIONS

DE L'INTESTIN, DU RECTUM ET DU PERITOINE

THÉRAPEUTIQUE CHIRURGICALE
DES AFFECTIONS
DE
L'INTESTIN, DU RECTUM
ET DU PÉRITOINE

PAR

Le Docteur H. CHAPUT
Chirurgien des Hôpitaux,
Membre de la Société de Chirurgie.

AVEC 51 FIGURES DANS LE TEXTE

PARIS
OCTAVE DOIN, ÉDITEUR
8, PLACE DE L'ODÉON, 8
1896

BIBLIOTHÈQUE

DE

THÉRAPEUTIQUE MÉDICALE
ET CHIRURGICALE

PUBLIÉE SOUS LA DIRECTION DE MM.

DUJARDIN-BEAUMETZ
Membre de l'Académie de Médecine
Médecin de l'Hôpital Cochin
etc.

O. TERRILLON
Professeur agrégé à la Faculté
Médecine de Paris
Chirurgien de la Salpêtriòr

PARTIE MÉDICALE

Art de formuler. 1 volume, par DUJARDIN-BEAUMETZ.

Thérapeutique des maladies du cœur et de l'aorte. 1 volume, par E. BARIÉ, médecin de l'hôpital Tenon.

Thérapeutique des maladies des organes respiratoires. 1 volume, par H. BARTH, médecin de l'hôpital Broussais.

Thérapeutique de la tuberculose. 1 volume, par H. BARTH, médecin de l'hôpital Broussais.

Thérapeutique des maladies de l'estomac. 1 volume, 2e *édition*, par A. MATHIEU, médecin des hôpitaux.

Thérapeutique des maladies de l'intestin, 1 volume, 2e *édition*, par A. MATHIEU.

Thérapeutique des maladies du foie. 1 volume, par L. GALLIARD, médecin des hôpitaux.

Thérapeutique des maladies de la peau. 2 volumes, par G. THIBIERGE, médecin des hôpitaux.

Thérapeutique des maladies du rein. 2 volumes, par E. GAUCHER, médecin de l'hôpital Saint-Antoine, agrégé à la Faculté, et E. GALLOIS, chef de clinique de la Faculté de Médecine.

Thérapeutique du rhumatisme et de la goutte. 1 volume, par W. ŒTTINGER, médecin des hôpitaux.

Thérapeutique de la fièvre typhoïde. 1 vol., par P. Le Gendre, médecin des hôpitaux.

Thérapeutique des maladies vénériennes. 1 volume, par F. Balzer, médecin de l'hôpital du Midi.

Thérapeutique du diabète. 1 volume, par L. Dreyfus-Brisac, médecin de l'hôpital Tenon.

Thérapeutique des névroses. 1 volume, par P. Oulmont, médecin de l'hôpital Laënnec.

Thérapeutique infantile. 1 volume, par A. Josias, médecin des hôpitaux.

Prophylaxie des maladies infectieuses. 2 volumes, par A. Chantemesse, médecin des hôpitaux, agrégé à la Faculté, et M. Besançon.

Thérapeutique des maladies infectieuses. 1 volume, par A. Chantemesse, médecin des hôpitaux, agrégé à la Faculté, et M. Besançon.

Thérapeutique des maladies du nez, des sinus et du pharynx nasal. 1 volume, par M. Lermoyez, médecin des hôpitaux.

Thérapeutique des maladies du pharynx et du larynx. 1 volume, par M. Lermoyez.

Thérapeutique des maladies de l'oreille, par M. Lermoyez. 1 vol.

PARTIE CHIRURGICALE

Asepsie et Antisepsie chirurgicales. 1 volume, par O. Terrillon et H. Chaput, chirurgien des hôpitaux.

Thérapeutique chirurgicale des maladies du crâne, 1 volume, par P. Sebileau, agrégé à la Faculté de Paris.

Thérapeutique chirurgicale des maladies du rachis. 1 volume, par P. Sebileau, agrégé à la Faculté de Paris.

Thérapeutique oculaire. 1 vol., par F. Brun, agrégé à la Faculté, chirurgien de Bicêtre.

Thérapeutique chirurgicale des maladies de la poitrine. 1 volume, par Ch. Walther, chirurgien des hôpitaux.

Thérapeutique chirurgicale des maladies de l'estomac et du foie. 1 volume, par H. Chaput, chirurgien des hôpitaux.

Thérapeutique chirurgicale de l'intestin et du rectum. 1 volume, par H. Chaput, chirurgien des hôpitaux.

Thérapeutique chirurgicale de l'urètre et de la prostate. 1 volume, par J. Albarran, agrégé à la Faculté de Paris.

Thérapeutique chirurgicale de la vessie et du rein. 1 volume, par J. Albarran, agrégé à la Faculté de Paris.

Thérapeutique obstétricale. 1 volume, par A. Auvard, accoucheur des hôpitaux.

Thérapeutique gynécologique. 1 volume, par A. Auvard, accoucheur des hôpitaux.

Thérapeutique chirurgicale des maladies des articulations, muscles, tendons et synoviales tendineuses. 2 volumes avec 165 figures, par L. Picqué, chirurgien des hôpitaux, et P. Mauclaire, ancien prosecteur de la Faculté.

Thérapeutique des maladies osseuses. 1 volume, par O. Terrillon et P. Thiéry, chef de clinique chirurgicale.

LA COLLECTION SERA COMPLÈTE EN 36 VOLUMES

Tous les volumes sont publiés dans le format in-18 jésus; ils sont reliés en peau pleine et comportent chacun de 200 à 400 pages avec figures.

Prix de chaque volume indistinctement : 4 fr.
Tous les ouvrages se vendent séparément.

VOLUMES PARUS LE 1er MARS 1896 :

Dujardin-Beaumetz : Art de formuler.
H. Barth : Organes respiratoires.
H. Barth : Tuberculose.
A. Mathieu : Estomac. (2e édit.)
A. Mathieu : Intestin. (2e édit.)
L. Dreyfus-Brisac : Diabète.
P. Oulmont : Névroses.
F. Barié : Cœur et Aorte.
F. Balzer : Maladies vénériennes
P. Le Gendre : Fièvre typhoïde
E. Gaucher et P. Gallois : Rein. 2 vol.
G. Thibierge : Peau. 2 vol.
L. Gaillard : Foie.
W. Œttinger : Rhumatisme et Goutte.
Terrillon et Chaput : Asepsie et Antisepsie chirurgicales.
A. Auvard : Thérapeutique obstétricale.
Chaput : Intestin, Rectum et Péritoine.
Picqué et Mauclaire : Articulations, muscles, etc. 2 vol.

THÉRAPEUTIQUE CHIRURGICALE
DES AFFECTIONS
DE
L'INTESTIN, DU RECTUM
ET DU PÉRITOINE

PLAIES ET CONTUSIONS DE L'ABDOMEN.

Les plaies de l'abdomen se divisent en plaies par armes à feu, plaies par instruments tranchants et par instruments piquants. Elles sont pariétales, non pénétrantes, quand le péritoine n'est pas perforé, elles sont pénétrantes, quand la séreuse est atteinte.

Les contusions sont le résultat de chocs par des corps contondants qui ne produisent pas de plaie de la paroi, mais peuvent blesser les viscères sous-jacents.

Dans les plaies et contusions, tous les viscères abdominaux peuvent être atteints; mais nous insisterons surtout sur les lésions de l'intestin de l'estomac et sur les hémorrhagies, à cause de leur importance toute particulière.

Les symptômes fonctionnels des lésions de l'intestin sont la *douleur*, le *shock*, et la *péritonite*. La douleur n'a rien de caractéristique, le shock caractérisé par la pâleur de la face, la faiblesse du pouls, la tendance à la syncope, le ralentissement de la respiration, l'abaissement de la température, le shock, disons-nous, qu'on a donné comme pathognomonique des hémorrhagies, s'observe encore dans les plaies intestinales sans hémorrhagies, dans les contusions même bénignes et dans les simples plaies de la paroi; il est souvent en rapport avec la dépresssion cérébrale causée par la peur, l'émotion, la douleur, la fatigue, ou la commotion des nerfs splanchniques.

Ordinairement, les signes de péritonite (ballonnement, constipation, vomissements bilieux, facies altéré, pouls petit et rapide, température élevée) apparaissent le lendemain de l'accident; mais ces symptômes sont trop tardifs pour qu'on doive les attendre. Ils peuvent manquer absolument quand la guérison spontanée a lieu; ils peuvent être peu accentués avec une simple péritonite adhésive; on peut observer la péritonite sans lésions intestinales dans les contusions simples, et dans les plaies pénétrantes simples : l'infection provient, dans ce dernier cas, des fragments de vêtement entraînés, ou de la plaie pariétale mal soignée.

Une autre cause d'erreur réside dans ces péritonites spéciales décrites par Verchère sous le nom de septicémie intestino-péritonéale, dans lesquelles la fièvre, les vomissements et le ballonnement manquent jusqu'à une époque très rapprochée de la mort.

Quoi qu'il en soit, l'existence de la péritonite est

une présomption tellement grande de plaie viscérale qu'elle peut être assimilée à une certitude. Malheureusement, comme nous l'avons dit plus haut, c'est un signe trop tardif pour guider l'opérateur.

Certains signes physiques ont une réelle valeur et sont plus précoces ; tels les vomissements de sang qui indiquent ordinairement une lésion de l'estomac (exceptionnellement, comme dans un cas de P. Delbet une plaie épigastrique peut provoquer un crachement de sang qui provient du poumon, l'estomac étant d'ailleurs intact).

Les vomissements alimentaires précoces n'ont par contre aucune valeur ; ils résultent de l'interruption de la digestion par le traumatisme.

Les selles sanglantes indiquent une lésion du gros intestin quand le sang est rouge, de l'intestin grêle quand il est noir et digéré ; précoces dans le premier cas (sang rouge), elles sont tardives dans le second. Elles indiquent à coup sûr une lésion intestinale quand elles sont abondantes et prolongées. Quand elles sont peu importantes, leur signification est moins nette (elles peuvent être causées par des hémorrhoïdes).

La tympanite signalée par Jobert résulte des gaz épanchés dans le péritoine ; elle ne se distingue du tympanisme (qui consiste dans la distension des anses elles-mêmes) que par une tonalité spéciale parfois difficile à apprécier.

La disparition de la matité hépatique, liée à la tympanite, n'a pas une valeur absolue ; elle manque souvent quand l'intestin est blessé, et on peut l'observer quand le foie est soulevé par un simple ballonnement intestinal.

Jalaguier attribue une valeur sérieuse à une tympanite locale épigastrique, distincte de la sonorité stomacale normale, surtout lorsqu'il existe en même temps une plaie de cette même région.

On observe parfois l'issue par la plaie d'une grande quantité de sang provenant du ventre et non de la paroi; ou de matières intestinales, de bile, d'urine, d'ascarides, signes vraiment indiscutables, mais qui manquent constamment dans les contusions, presque constamment dans les coups de feu, et ne s'observent que très rarement dans les larges plaies par instruments tranchants. On arrive encore à la notion de lésions graves compromettant l'existence, quand les urines sont sanglantes (lésions du rein ou de la vessie); quand il existe des signes d'hémorrhagie interne (pâleur de la face, refroidissement des extrémités, petitesse du pouls, syncope, signes d'épanchement dans le ventre), le sang pouvant provenir des vaisseaux (aorte, veine cave, veine porte, artères mésentériques, côliques, viscérales) aussi bien que de ruptures du foie, de la rate ou du pancréas.

En résumé le diagnostic peut être tout à fait évident quand on constate par exemple, la hernie d'une anse blessée, une hématémèse, un mélæna, l'issue par la plaie de bile, sang, urine, matières ou bien un tympanisme épigastrique, ou une altération du facies avec pouls rapide, ou encore des signes nets de péritonite.

Mais il faut avouer que ces signes existent très rarement surtout au début, de telle sorte que, dans la majorité des cas, le diagnostic est à peu près impossible à poser d'après les symptômes.

L'exploration de la plaie au stylet fournit un complément d'information des plus utiles. On peut en effet admettre que toute plaie pénétrante se complique de lésions viscérales. Les exceptions à cette règle sont très rares puisque, d'après les recherches de Beck, Parkes, Reclus et Noguès et moi-même, il n'y aurait guère que 7 cas sur 100 plaies pénétrantes par coups de feu, où les lésions intestinales feraient défaut. Cependant les plaies par coups de couteau comportent une proportion beaucoup plus considérable de cas d'intégrité viscérale.

On tiendra donc grand compte de la pénétration prouvée, mais on conclura moins vite quand elle n'a pas été constatée, car certains trajets sont très sinueux et arrêtent le stylet. C'est pour cette raison qu'on a conseillé de débrider la plaie pour chercher la pénétration. Mais le bistouri lui-même peut être en défaut avec un trajet très long et très irrégulier, de telle sorte qu'on n'a plus, dans certains cas, d'autre ressource que d'ouvrir l'abdomen sur la ligne médiane pour vérifier l'état des viscères par une inspection méthodique.

Nous ne parlerons que pour mémoire du procédé de Senn qui consiste à insuffler de l'hydrogène dans le rectum sous une forte tension. Quand l'intestin est intact, le gaz s'échappe par la bouche, forçant valvules et sphincters ; quand il existe des perforations, l'hydrogène se répand dans le péritoine, produit de la tympanite, puis s'échappe par la plaie pariétale où on peut l'enflammer avec une allumette...

Ce moyen n'est pas simple car il exige l'emploi du chloroforme ; il faut aussi se procurer un ballon d'hydrogène d'une vingtaine de litres. Il n'est pas non plus infaillible, car plusieurs fois on a constaté des perforations quoique l'insufflation ait été négative.

Enfin la méthode de Senn est dangereuse, elle expose à des ruptures intestinales, surtout avec des plaies incomplètes à cause de la grande pression employée.

Abordons maintenant la question du traitement. Disons de suite que, si la grande majorité des chirurgiens conseille l'intervention aussi précoce que possible, quelques autres, ayant à leur tête M. Reclus, préconisent l'expectation mais non sans quelques réserves. Reclus admet, en effet, que la laparotomie est indiquée quand on trouve une anse herniée blessée, quand il existe des signes d'hémorrhagie interne, quand on constate des gaz dans le péritoine, dans les contusions violentes par coup de pied de cheval, et enfin dans les péritonites confirmées.

Reclus s'appuie, pour préconiser l'expectation, sur les bons résultats qu'elle fournit, en opposition avec la mortalité considérable des cas traités par la laparotomie.

Dans son mémoire de la *Revue de Chirurgie* 1890, il a réuni 88 coups de feu traités par l'expectation qui ont fourni 66 guérisons et 22 décès (25 0/0).

Pour répondre à cette statistique, il nous suffira de faire remarquer que toutes ces observations ont été réunies de-ci de-là, que ce ne sont que des observations exceptionnelles et qu'elles n'ont été publiées que parce qu'elles paraissaient surprenantes.

On ne publie pas une observation de plaie de l'abdomen suivie de mort, parce qu'on trouve la chose naturelle. Si le malade guérit, on le publie comme un fait extraordinaire.

D'ailleurs, comment se fait-il, si le raisonnement de Reclus est juste, que Stimson, réunissant la totalité des cas traités par expectation dans les hôpitaux de New-York, ait trouvé dans une première statistique une mortalité de 65 0/0, et de 76 0/0 dans un second travail, tandis que la léthalité de Reclus ne serait que de 25 0/0? Ces divergences s'expliquent par ceci, que la statistique de Reclus est formée avec des faits exceptionnels et disparates, tandis que celle de Stimson est intégrale et par conséquent rigoureusement vraie.

Il s'agit aussi de statistiques intégrales dans les expériences de Schachner sur le chien qui, sur 5 expectations, compte 4 morts et 1 guérison.

J'ai expérimenté aussi, mais sur un nombre beaucoup plus considérable d'animaux, et sur 46 expectés, j'ai eu 15 guérisons et 31 morts (68 0/0), chiffre très analogue à ceux de Stimson.

Dans aucun des cas guéris spontanément, je n'ai trouvé plus de 4 perforations (1).

J'ajouterai que mes expériences ont une importance toute particulière, car j'ai voulu savoir quels dangers courait l'animal avec le minimum de lésions intestinales. Dans ce but, j'ai fait la laparotomie à des chiens sains, j'ai amené une anse au dehors, et j'ai tiré un seul coup de feu dans cette anse ; le ventre a ensuite été obturé avec précaution.

Cette série d'expériences m'a donné, sur 11 cas, 7 morts et 4 guérisons.

J'ai fait encore dans les mêmes conditions une petite plaie aux ciseaux, de 1 centimètre, sur une seule anse et parallèlement au grand axe : sur 5 animaux, 4 moururent et un seul guérit.

(1) Chaput : (Étude expérimentale sur le traitement des plaies de l'intestin chez le chien (*Archives générales de médecine*), 1892.

En résumé, 11 cas de lésions uniques ont fourni 7 morts et 4 guérisons, soit 68 0/0 de mortalité.

On voit par ces recherches combien sont graves les lésions intestinales réduites au minimum. On ne peut nier, par contre, que ces lésions très simples ne constituent d'excellentes conditions pour l'intervention chirurgicale.

Pour exprimer toute ma pensée, je dirai qu'à mon avis l'intervention ne sauvera que bien rarement les malades quand les plaies seront nombreuses (plus de 6) et compliquées d'hémorrhagies; mais ces malades sont également perdus avec l'expectation, puisque nous n'avons jamais vu guérir des animaux ayant plus de 4 perforations, et que l'expectation ne peut rien pour l'arrêt des hémorrhagies. Il n'en est pas de même quand on intervient pour des plaies rares; on peut, dans ces cas, par une opération correcte et précoce, réduire à des chiffres très faibles la mortalité qui s'élève à 60 ou 70 0/0 avec l'expectation même avec des lésions très limitées.

On a le droit de s'étonner de la fréquence relative de la guérison spontanée, puisque le contenu de cet organe est très virulent. Reclus attribue la guérison à l'oblitération de la plaie par hernie de la muqueuse, aux adhérences intestinales entre elles et à l'épiploon, et enfin à ce que, dans certains cas, les matières ne sortent pas, même avec un orifice béant.

Je dois faire justice de la légende du bouchon muqueux obturant. J'ai vu constamment sur le chien les lèvres des plaies intestinales bordées de muqueuse éversée, mais cette muqueuse n'oblitérait rien; au contraire, elle ne servait qu'à rendre l'orifice permanent et constituait un obstacle sérieux à la guérison spontanée. La guérison s'obtient le plus souvent par l'adhérence de l'épiploon à l'anse blessée et à la muqueuse elle-même, malgré son revêtement épithélial, comme je l'ai constaté bien des fois. Très souvent j'ai trouvé la muqueuse très congestionnée, noirâtre, presque étranglée, il est permis de supposer que, dans ces conditions, l'épithélium tombe et que l'adhérence de l'épiploon devient possible.

L'adhérence de l'épiploon est le point primitif; secondairement les anses voisines adhèrent entre elles et forment une seconde ligne de défense très résistante. On trouve en effet, dans certains cas, des abcès volumineux et fétides limités de toute part par les anses et les adhérences.

Comme le dit Reclus, des plaies béantes peuvent ne pas laisser écouler de matières, quand l'intestin est vide et paralysé ou non contracté, manière d'être qui favorise indirectement la guérison.

Mais il est un point sur lequel il importerait beaucoup d'être fixé, c'est sur la virulence variable du contenu de l'intestin qui joue peut-être à elle seule le rôle le plus important dans le mécanisme de la guérison spontanée, un contenu peu virulent laissant aux adhérences le temps de se former.

Reclus attribue la gravité de la laparotomie à sa difficulté, à sa longueur, à ce que les manœuvres disséminent les germes dans le péritoine.

La difficulté technique des sutures intestinales et leur longueur ne sont pas une objection sérieuse ; elle disparaîtra avec une éducation chirurgicale soignée, perfectionnée par des recherches expérimentales.

Évidemment, l'opération ne sera jamais à la portée des praticiens, mais n'en est-il pas de même de la suture de la rotule? Et cette raison nous fait-elle condamner cette excellente opération?

Les manipulations disséminent évidemment les germes dans le péritoine, mais il y a moins de danger, à mon avis, à provoqner cette dissémination qu'on corrige d'ailleurs par la toilette du péritoine, qu'à laisser indéfiniment des flots de liquide septique se déverser dans la séreuse.

La mortalité de l'intervention chirurgicale est-elle aussi considérable que l'indique Reclus, qui la fixe à 78 0/0? Ce chiffre est certainement excessif, et cela s'explique par le chiffre trop faible des observations. Dans la statistique de Morton, 110 coups de feu ont fourni 67 0/0 de mortalité; même proportion dans la statistique de Coley, qui porte sur 165 cas.

Dans le travail le plus récent et le plus complet, dans la thèse d'Adler, sur 154 coups de feu, la mortalité de la laparotomie est de 54 0/0, celle des coups de couteau opérés est de 32 0/0.

Nous pouvons compter cette statistique comme donnant la mortalité exacte des cas pris en bloc; mais il ne suffit pas de compter, il faut peser les cas. Il est clair que, si l'opérateur oublie de suturer des perforations ou de lier des vaisseaux, on ne peut s'en prendre à la méthode, mais à l'opérateur qui a commis une faute.

Or, sur 154 cas cités par cet auteur, il y a 84 décès, parmi lesquels 10 perforations méconnues, 19 malades ayant succombé avec de grands épanchements de sang dans le ventre.

Nous trouvons encore 16 morts de shock qu'on devrait éliminer, parce que les malades ont été opérés agonisants, ou parce que l'opération a été mal conduite, ou trop longue. En défalquant toutes les observations non concluantes, nous arrivons à 109 cas avec 70 guérisons et 39 morts, soit 35 0/0 de mortalité, chiffre très encourageant, puisque la laparotomie nous fournit déjà deux fois plus de guérisons que l'expectation.

Mais serrons la discussion de plus près. Adler distingue avec juste raison les cas où la laparotomie a été précoce, et ceux où elle a été tardive.

Les malades opérés au plus tard cinq heures après le traumatisme fournissent 55 cas, dont 26 guérisons et 29 morts, soit 52 0/0 de mortalité (après 5 heures, la mortalité monte à 75 0/0).

Après avoir relu avec soin les observations d'Adler, je suis obligé d'éliminer un nombre considérable d'observations non concluantes.

Dans 6 cas, ce sont des plaies importantes méconnues, qui ont amené la mort : hémorrhagie pleurale, section de l'uretère, plaie de la moelle, plaie du rein, deux fois des plaies de vessie méconnues.

Dans 4 cas, le malade paraît avoir succombé à des fautes opératoires (péritonite inoculée, épanchement sanguin trouvé à l'autopsie, sutures insuffisantes : observations 40, 25, 98, 129).

Cinq fois, le malade présentait avant l'opération des phénomènes très graves de shock et mourut quelques heures après l'opération (observations 43, 63, 73, 91, 118); une fois même (obs. 91), la mort eut lieu pendant l'opération, qui avait été très longue. Comme nous l'avons dit plus haut, les malades atteints de shock ne devraient pas être opérés; on doit donc les retrancher de la statistique.

Dans 3 cas (obs. 81, 85, 103), l'autopsie n'a pas eu lieu, de telle sorte que le doute persiste sur la question des perforations méconnues ou des fautes opératoires.

J'ai dit plus haut que la laparotomie, de même que

l'expectation ne pouvait donner de bons résultats avec un nombre considérable de perforations; or, dans 5 cas, nous trouvons des plaies très nombreuses (9, 10, 11, 12, 15 plaies, dans les observations 26, 53, 55, 62, 109).

Nous restons donc avec 6 morts et 26 guérisosn dans des cas de *plaies rares*, où l'on n'a pas commis de fautes opératoires graves. La mortalité se trouve donc réduite à 18 0/0 en ne comptant que des observations concluantes au point de vue de la précocité de l'opération et de sa correction.

La statistique d'Adler nous montre encore l'importance des perforations rares; parmi ces 26 guérisons, nous comptons 22 perforations rares ou des hémorrhagies sans plaies d'intestin.

Il est encore très intéressant de constater que la laparotomie peut, dans certains cas, guérir des plaies très nombreuses (7, 10, 16 plaies).

Ces faits montrent que la laparotomie est légitime, quelle que soit la gravité des lésions; aussi bien avec des lésions rares qu'elle guérira à coup sûr, qu'avec des lésions multiples qui peuvent encore guérir, quoique beaucoup plus rarement.

Un argument important en faveur de l'opération, c'est l'innocuité absolue de la laparotomie purement exploratrice.

Deux fois, j'ai ouvert le ventre à des malades pour des plaies pénétrantes par coups de couteau, qui n'avaient pas blessé l'intestin; mes deux malades guérirent, quoique l'un d'eux fût en pleine digestion, avec des lymphatiques injectés de graisse. Une observation de Broca est identique à celles-ci. Comme le dit Jalaguier : « Il vaut mieux cent fois ouvrir un ventre dans lequel il n'existe pas de lésions viscérales, que d'abandonner dans le péritoine une perforation de l'estomac ou de l'intestin. »

J'ai repris la question expérimentalement sur le chien, et je suis arrivé à une démonstration qui me paraît décisive.

Dans une première série d'expériences, je tirais un coup de pistolet de 6 millimètres de diamètre à travers les parois abdominales, puis je faisais la laparotomie; j'eus des insuccès très nombreux d'abord, parce que je rencontrais des désordres considérables : hémorrhagies graves et perforations très nombreuses, et ensuite parce que l'intestin du chien, étroit, mince et friable, se prête mal aux sutures qui le coupent, et surtout aux sutures à deux étages qui oblitèrent sa lumière.

J'adoptai alors un autre plan de recherches; j'établis d'abord que la mortalité par expectation des plaies uniques faites aux ciseaux était de 68 0/0, puis je me mis en devoir de montrer la valeur de la laparotomie dans ces conditions idéales de plaie unique, avec une intervention aussi précoce que possible.

Ainsi posé, le problème devenait facile à résoudre, car il se réduisait à une simple question de technique. Il ne restait plus, en effet, qu'à trouver un procédé de suture à deux étages n'oblitérant pas l'intestin. Ce desideratum fut réalisé par le procédé de la greffe intestinale que j'imaginai, qui consiste à oblitérer les perforations avec une anse saine.

Je fis alors 3 greffes immédiates, 3 guérisons.

10 greffes après une demi-heure sur l'animal à jeun, 10 guérisons.

5 greffes après une demi-heure sur l'animal en digestion, 5 guérisons.

Total : 18 cas, 18 guérisons. Conclusion : la laparotomie, précoce et correcte pour des plaies rares, donne 100 pour 100 de guérisons.

Je dois avouer, pour être complet, que la laparotomie, faite après trois quarts d'heure, m'a fourni une mortalité considérable (sur 7 opérations, 4 morts et 3 guérisons). Mais il ne faudrait pas invoquer la nécessité d'opérer avant trois quarts d'heure chez le chien, comme un argument contre la laparotomie chez l'homme. Le délai de trois quarts d'heure n'est applicable qu'au chien dont le péritoine est très sensible aux infections intestinales; le chien meurt, en effet, en 18 à 20 heures quand son intestin est blessé; l'homme survit bien davantage, et, de plus, l'homme blessé, à l'inverse du chien, se couche et évite de remuer, aussitôt qu'il est blessé ; il est donc dans de bien meilleures conditions que l'animal. Je pense donc que, dans l'espèce humaine, l'opération sera suffisamment précoce dans les quatre heures qui suivent la blessure.

Indications et contre-indications opératoires. — Lorsque la plaie est très récente, et que le malade n'est pas très déprimé, l'opération est indiquée :

1° Toutes les fois que la pénétration est certaine ou seulement douteuse; 2° dans toutes les contusions violentes, même en l'absence de symptômes inquiétants.

Lorsque la plaie date de un ou plusieurs jours, l'intervention est indiquée quand il existe des signes de péritonite, un facies altéré, un pouls petit et fréquent, une température élevée, un tympanisme épigastrique ou hépatique anormal, ou des signes d'épanchement dans le ventre.

L'opération est contre-indiquée :

1° Quand le malade, algide, en collapsus, est hors d'état de la supporter (shock, hémorrhagies internes graves); 2° quand la plaie date de un ou plusieurs jours avec une santé parfaite, la guérison spontanée devenant alors très probable; 3° quand le chirurgien ne possède pas l'expérience, l'instrumentation, le local ou les aides nécessaires.

Traitement médical. — Le traitement médical doit être institué : 1° en attendant l'arrivée du chirurgien, 2° quand l'opération est contre-indiquée.

Ce traitement consiste à désinfecter soigneusement la paroi abdominale et à faire l'occlusion des plaies avec du collodion ou de la gaze iodoformée; on recouvre le ventre d'ouate, et on l'immobilise avec un bandage de corps très serré.

On administre de l'opium, environ 20 centigrammes d'extrait thébaïque par 24 heures en suppositoires.

On prescrit au blessé l'immobilité la plus absolue, et on ne lui permet, comme boissons, qu'une cuillerée à café de lait glacé, toutes les demi-heures.

Si l'on pense que le gros intestin n'a pas été touché, on donnera des lavements d'eau bouillie et alimentaires pour soutenir le blessé.

A partir du troisième jour, quand le malade va bien, on peut l'autoriser à boire environ quatre verres pour la journée, et un verre pour la nuit.

On le laissera à la diète liquide jusqu'au dixième jour.

Traitement chirurgical. — On rassemblera dans un

plateau les instruments usuels, auxquels on joindra une aiguille à sutures intestinales, de Reverdin, coudée à gauche, ou des aiguilles fines à chas fendu, des pinces délicates à crémaillère et en cœur (une douzaine) tant pour faire l'hémostase des parois intestinales que pour oblitérer momentanément les perforations; on aura aussi deux paires de longues pinces flexibles à crémaillère pour arrêter la circulation des matières en cas de résection intestinale; on n'oubliera pas une centaine de mètres de soie fine n° 0.

La laparotomie doit être conduite de la manière suivante : on fait d'abord une incision de 8 à 10 centimètres, et on s'assure immédiatement s'il existe une hémorrhagie importante. Dans l'affirmative, on fend l'abdomen, du pubis au côlon transverse, on relève l'épiploon, et l'on fait comprimer l'aorte par le doigt d'un aide, immédiatement au-dessous du côlon transverse; on sort ensuite toute la masse intestinale sur de grandes serviettes stérilisées et chaudes. Rien de plus facile alors que de trouver la source de l'hémorrhagie quand elle siège sur le mésentère, ce qui est la règle (1).

On lave alors la cavité péritonéale à l'eau bouillie, on enlève l'excès de liquide, et on introduit dans le ventre plusieurs grosses éponges sèches; on irrigue ensuite largement le paquet intestinal, on dévide l'intestin à partir du cæcum ou du duodénum, et on oblitère momentanément les perforations, avec les

(1) En cas contraire, on irait à la recherche des artères côliques rénales, lombaires, spermatiques, etc. Il est clair que, si la plaie siégeait dans la région de l'estomac, on commencerait par examiner les artères du tronc cœliaque, avant d'éviscérer l'abdomen.

pinces en cœur. Nouvelle irrigation de l'intestin qu'on réduit avec ses pinces (après avoir enlevé les éponges); on reprend ensuite chaque pince l'une après l'autre, et on procède à la réparation des perforations.

Quand l'hémorrhagie n'existe pas, on peut examiner tout l'intestin grêle par une incision de 10 à 15 centimètres. A cet effet, on relève l'épiploon et on tire à soi une anse quelconque. On traverse son mésentère avec une sonde cannelée qu'on laisse a cheval sur l'incision de la paroi.

On dévide toute la partie d'intestin grêle située au-dessus de la sonde, puis toute celle située au-dessous, jusqu'à ce qu'on arrive au duodénum ou au cæcum. Aussitôt qu'on a constaté l'existence d'une perforation, il faut faire l'éviscération pour laver complètement le péritoine et l'intestin, et procéder comme il a été dit plus haut.

La conduite à tenir pour oblitérer les perforations varie selon les cas.

1er Cas. *Perforation unique et petite sur le bord libre de l'intestin.* — La plaie pouvant être réparée sans rétrécir l'intestin, il suffira de fermer la plaie par deux étages de points séparés séro-séreux, à la soie fine.

2e Cas. *Large plaie tangentielle du bord convexe.* — Ici, la suture à deux étages amènerait un rétrécissement notable; nous emploierons donc la **greffe intestinale** que j'ai imaginée, et qui permet de mettre une pièce à l'intestin avec deux étages de suture sans crainte de rétrécissement.

Voici comment je procède : je fais décrire un coude à l'anse blessée de façon à placer en face de la perforation un point de cette même anse, située à

20 ou 30 centimètres plus loin (point pris en amont ou en aval, peu importe).

Il s'agit maintenant de suturer la portion d'anse saine, au pourtour de la perforation.

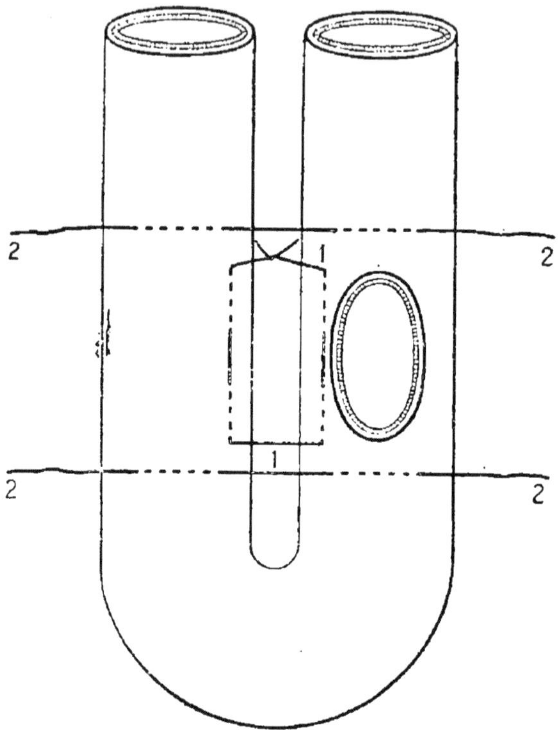

Fig. 1 — Greffe intestinale.
1, Sutures postérieures. — 2, 2, Sutures supérieures et inférieures.

Nous placerons des sutures en avant, en arrière, en haut et en bas de la perforation, d'une part, et sur des points symétriques de l'anse saine, d'autre part.

Commençons par les sutures postérieures ; je les place parallèlement au grand axe de l'intestin, afin de ménager l'étoffe qui pourrait manquer.

Chaque fil est passé dans la lèvre postérieure de perforation, puis dans un point symétrique de l'anse intacte. Je place deux étages de suture pour cette lèvre, en commençant par l'étage le plus extérieur (le plus éloigné de la perforation).

Je mets aussi deux étages de suture en haut et en bas de la perforation, et sur des points symétriques de l'anse saine; ces fils sont perpendiculaires au grand axe de l'intestin.

Je termine enfin par les sutures antérieures placées parallèlement à l'axe, d'abord l'étage interne, puis l'étage externe.

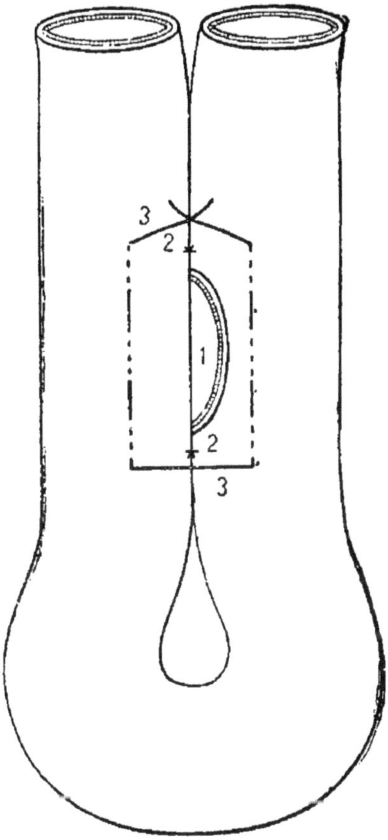

Fig. 2. — Greffe intestinale. 2, 2, Sutures supérieure et inférieure serrées. — 3, 3, Sutures antérieures.

Cette opération est rapide, facile, et beaucoup plus bénigne que la résection qui, sans elle, serait inévitable.

3e Cas. *Deux petites perforations très rapprochées.* — On excisera le pont qui les sépare, et on procédera comme pour la plaie large et unique (greffe intestinale).

4e Cas. *Double perforation à égale distance du bord convexe et du bord mésentérique.* — Il est impossible, ordinairement, d'oblitérer les orifices par la suture à deux étages, sans rétrécir considérablement l'intestin. Aussi la plupart des auteurs conseillent-ils la résection.

Je pense, au contraire, qu'on peut l'éviter le plus souvent de la façon suivante : si les deux perforations ne sont pas très larges, on peut oblitérer l'une par simple suture à deux étages, et l'autre par la greffe intestinale.

Si les deux perforations sont très larges, je conseille la double greffe intestinale qui consiste à oblitérer la perforation de la face droite avec une portion d'anse saine prise en aval, et celle de la face gauche avec l'anse prise en amont. Quand l'opération est terminée l'anse à l'aspect d'une *S* italique.

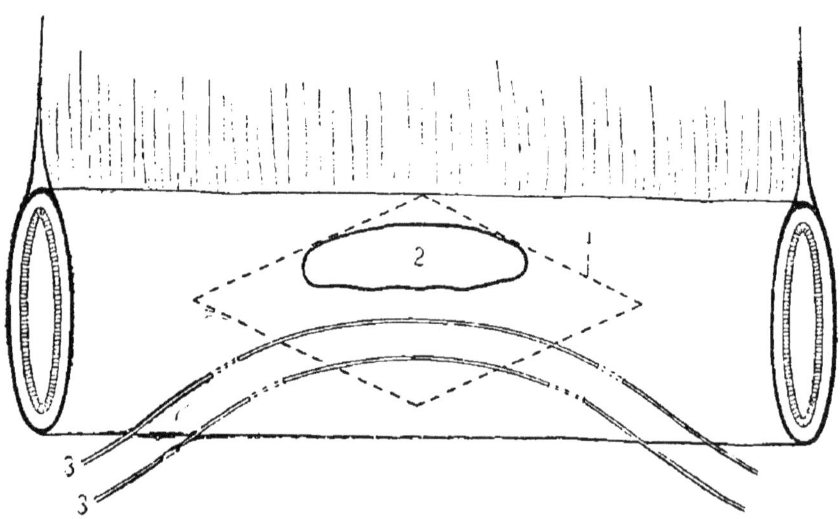

Fig. 3. — Excision losangique pour une plaie unique rapprochée du mésentère
1, Tracé de l'excision. — 2, Contour de la plaie. — 3, 3, Sutures.

On peut encore oblitérer les larges plaies simples ou doubles par l'EXCISION LOSANGIQUE qui consiste à faire une résection partielle de l'intestin en forme de losange, emportant la ou les perforations. On suture ensuite à deux étages les bords contigus du losange.

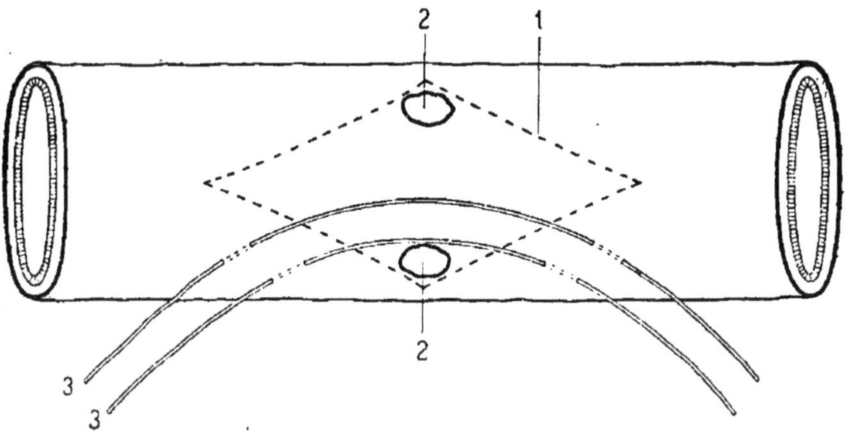

Fig. 4. — Excision losangique pour double plaie.
1, Tracé de l'excision. — 2, 2, Perforations. — 3, 3, Sutures.

5° *Perforation unique au voisinage du mésentère.*

La greffe peut encore avantageusement remplacer la résection en prenant la précaution de passer les sutures postérieures, supérieures et inférieures dans le mésentère de l'anse blessée, en respectant les vaisseaux. Bien souvent cependant on ne pourra pas éviter la résection.

6° *Double perforation au voisinage du mésentère, ou perforation unique ayant désinséré le mésentère.*

Dans les cas favorables on peut très bien employer la double greffe en passant les sutures dans le mésentère ; mais bien souvent, avec des dégâts un peu sérieux, on devra en arriver à la résection.

7° *Plaies accessibles du gros intestin.*

Si la plaie est petite, on la ferme par las uture à deux étages. Si elle est large, on peut l'oblitérer par la greffe d'une anse grêle voisine.

8° *Plaies inaccessibles du gros intestin.*

Ce sont celles qui siègent dans les régions du bassin, des flancs ou des hypocondres. Il est impossible de placer des sutures convenables dans ces régions, excepté chez les sujets très maigres. Je conseille de faire une ligature circulaire peu serrée à la gaze iodoformée sur l'intestin au-dessus et au-dessous de la perforation, puis de tamponner la cavité de l'intestin avec de la gaze iodoformée introduite par la perforation. On drainera le péritoine et on établira ensuite un anus contre nature en amont de la perforation ; on peut encore, au lieu de faire l'anus artificiel, exécuter une entéro-anastomose entre une anse grêle et un point du gros intestin situé au-dessous de la perforation.

9° *Indications de la résection intestinale.*

La résection est indiquée : 1° en cas de plaie d'une grosse artère mésentérique dont la ligature compromet tout le segment d'intestin qu'elle irrigue ; 2° quand l'anse est gravement contusionnée dans presque toute sa largeur ; 3° quand il existe des perforation multiples très rapprochées ; 4° quand le mésentère est très largement désinséré.

Pour la technique de la résection et de la suture intestinales, nous renverrons le lecteur à la page 126.

Plaies des autres viscères.

Plaies de la vésicule biliaire. — Si la plaie est petite et facilement accessible, on la fermera par un double étage de sutures. Si elle est très large ou difficilement accessible, on devra exécuter la *cholécystentérostomie* ou la *cholécystectomie.*

Plaies du foie. — On peut faire l'hémostase des

plaies saignantes du foie à l'aide de sutures à points séparés; mais quelquefois les fils coupent le tissu hépatique.

On pourra, dans certains cas, tamponner la déchirure avec une mèche de gaze qui drainera l'abdomen.

Plaies de la rate. — On peut les traiter comme celles du foie quand elles sont peu étendues; mais, lorqu'elles sont très larges, il est préférable d'exécuter la splénectomie.

Plaies du rein, de l'uretère. — Les plaies graves du rein, les ruptures de l'uretère réclament la néphrectomie.

Plaies intra-péritonéales de la vessie. — Il est indiqué de pratiquer la laparotomie pour suturer la portion intra-péritonéale de la vessie blessée. On incisera ensuite la paroi vésicale antérieure et on placera à demeure les tubes Périer-Guyon.

OCCLUSION INTESTINALE.

L'occlusion intestinale est caractérisée par les accidents qui résultent de l'arrêt du cours des matières intestinales.

Elle reconnaît pour causes des lésions siégeant en dehors des parois, dans les parois, dans la lumière de l'intestin; des vices de position, et des paralysies intestinales :

1° *Obstacles en dehors de l'intestin.* — Tumeurs abdominales, brides péritonéales, diverticules de l'intestin, hernies intra-abdominales; collet d'un sac herniaire réduit par le taxis; réduction en masse d'un sac herniaire.

2° *Obstacles dans les parois intestinales.* — Cancer et rétrécissements.

3° *Obstacles dans la lumière de l'intestin.* — Corps étrangers, calculs biliaires, polypes, matières fécales durcies.

4° *Vices de position de l'intestin.* — Invaginations, volvulus, torsions, coudures, paralysie intestinale.

L'occlusion intestinale se présente sous deux formes : aiguë et chronique.

5° *Paralysie intestinale sans obstacles.* — Dans la forme aiguë le début est brusque; il se fait par une douleur subite, violente qui, localisée d'abord à un point de l'abdomen ne tarde pas à se généraliser. Presque aussitôt surviennent des vomissements d'abord alimentaires puis muqueux, bilieux et enfin fécaloïdes. Le ventre, plat au début, ne tarde pas à se ballonner. La constipation est absolue, ni gaz, ni liquides ne s'échappent par l'anus. L'état général devient rapidement grave, le facies s'altère, les traits sont tirés, le pouls est faible et rapide, la respiration accélérée ; la température s'abaisse, les urines sont rares ou supprimées, il existe parfois des crampes ou des spasmes convulsifs. La mort survient du deuxième au huitième jour par cachexie, par congestion pulmonaire ou péritonite par perforation.

Dans l'occlusion chronique le début est lent, le malade présente souvent dans ses antécédents des poussées antérieures d'occlusion qui se sont terminées heureusement. Chaque attaque commence par de la constipation simple ; au début, quelques matières, quelques gaz passent encore ; l'état général est bon, et il n'y a pas de symptômes inquiétants ; mais la constipation ne cède pas aux purgatifs, et bientôt le ballonnement et les vomissements caractéristiques apparaissent ; très rapidement surviennent alors les altérations du pouls, de la respiration et de la température signalées plus haut.

La transition entre la constipation et l'occlusion est souvent progressive et insensible. On peut dire toutefois que l'occlusion est confirmée quand les trois signes suivants se rencontrent à la fois : absence de gaz par l'anus, ballonnement du ventre, et vomissements spontanés, c'est-à-dire non produits par l'alimentation ou les purgatifs.

Le diagnostic de l'occlusion intestinale aiguë est relativement facile tant qu'il ne s'agit que de la différencier des affections analogues ; l'exploration de toutes les régions herniaires, même les plus anormales s'impose afin de ne pas méconnaître un étranglement herniaire. Je signale pour mémoire la confusion avec le choléra, les empoisonnements, les coliques hépatiques et néphrétiques.

Le diagnostic avec la péritonite généralisée est plus délicat; il est possible cependant, dans certains cas, en se basant sur ceci : dans cette dernière la sensibilité de la peau de l'abdomen à l'effleurement est très marquée, ce qui manque dans l'occlusion.

La température est élevée dans la péritonite, et abaissée dans l'occlusion. La constipation est rarement absolue dans la péritonite; quelques gaz passent, on obtient quelques selles par les moyens habituels... Les vomissement de la péritonite restent verdâtres.

Il faut aussi tenir compte de l'examen des trompes chez la femme, de la région cæcale, des troubles digestifs antérieurs chez des malades qui présentent des perforations par cancer ou ulcère simple stomacal.

Dans certains cas de péritonite le diagnostic est impossible à cause de la constipation absolue et des vomissements fécaloïdes; c'est qu'alors l'occlusion par paralysie s'est surajoutée à la péritonite. D'ailleurs dans les cas douteux l'indication thérapeutique restant la même, la solution du problème offre moins d'intérêt. Lorsque la péritonite, tuberculeuse ou cancéreuse, s'accompagne de ballonnement, de constipation et vomissements, on les confond parfois avec l'occlusion chronique. La longue durée de ces affections, la consistance du ventre, les signes d'épanchement, la possibilité d'obtenir des évacuations permettent d'ordinaire d'arriver à un diagnostic exact.

La détermination du siège et de la nature de l'obstacle est le plus souvent très épineuse.

Dans certains cas la douleur est locale et constatée très nettement; c'est très rare, car le ballonnement gêne ordinairement la palpation, et la douleur localisée au début se généralise rapidement. Quand par exception ce signe est très net il acquiert une grande valeur, surtout si, au même niveau, on constate la présence d'une tumeur (invagination, scybales), ou si le malade perçoit en ce point soit le début soit la fin des gargouillements qui accompagnent les contractions intestinales.

On a attribué une valeur à la fréquence et à la nature des vomissements qui seraient précoces et non fécaloïdes quand le siège de l'occlusion est au commencement de l'intestin grêle (cette notion est erronée puisqu'on a observé des vomissements fécaloïdes compliquant le cancer du pylore) ; précoces et fécaloïdes avec une lésion de la fin de l'iléon ; tardifs, peu fréquents et rapidement fécaloïdes quand il s'agit du gros intestin. En réalité il ne s'agit là que de notions purement théoriques qui ne reposent sur rien, l'observation des faits contredisant tous les jours ces données.

J'en dirai autant de la rareté des urines qu'on a proportionnée à la hauteur du siège de l'occlusion d'après ce raisonnement que, l'absorption étant diminuée, la sécrétion urinaire doit l'être parallèlement.

L'exploration du rectum ne donne pas non plus de renseignements sérieux, sauf le cas de cancer de cet organe ; pas plus l'introduction des sondes qui s'arrêtent constamment au détroit supérieur du bassin, que l'introduction de la main (Simon), manœuvre aussi brutale que dangereuse; pas plus que l'injection d'eau dans le gros intestin. On a dit que la capacité de cet organe étant de 2 litres, la quantité d'eau tolérée devenait une indication précieuse; malheureusement un gros intestin intact peut être intolérant et rejeter l'eau injectée; inversement, un rectum dilatable et souple peut admettre des quantités extraordinaires de liquide. Disons toutefois que, dans les cas exceptionnels où l'intestin tolérera un lavement de 2 litres, on pourra considérer comme démontré que l'obstacle ne siège pas sur le commencement du gros intestin.

Laugier a attiré l'attention sur la forme du ventre, qui serait pointu quand l'intestin grêle est fermé; aplati et encadré par de gros boudins quand le gros intestin est entièrement dilaté (obstacle à l'S iliaque ou au rectum); asymétrique avec des différences qu'on imaginera facilement quand le siège de l'obstacle est à l'extrémité gauche, au milieu ou à l'extrémité droite du côlon transverse. Ces signes sont rarement constatés dans l'occlusion aiguë, on les observe parfois dans l'occlusion chronique, quand le ballonnement est modéré et le ventre souple; on les constate surtout en cas de rétrécissement en dehors des périodes d'occlusion.

Bouveret de Lyon a insisté sur l'importance de la dilatation du cæcum, qui indique un obstacle sur le gros intestin.

Cette dilatation se reconnaîtrait aux signes suivants :

1° Clapotement permanent à timbre amphorique dans la fosse iliaque droite;

2° Au moment des contractions intestinales on observe un soulèvement de la paroi abdominale vers les côtes;

3° Météorisme plus prononcé à droite de l'ombilic qu'à gauche;

4° Au moment des coliques, les contractions intestinales débutent par la fosse iliaque droite;

5° Le maximum de la douleur est dans la fosse iliaque droite.

Les signes de Bouveret ont une grande valeur quand on les rencontre; malheureusement dans la grande majorité des cas le chirurgien est appelé trop tard, à une époque où le ballonnement est tel qu'il masque tous les symptômes.

Wahl a signalé un signe important relatif aux volvulus; d'après lui l'anse tordue se dilate considérablement, et on peut la constater par la percussion et la palpation sous chloroforme.

Le diagnostic de la cause de l'occlusion est dans certains cas facile, dans d'autres douteux, et le plus souvent impossible à poser avec certitude.

Le diagnostic est très simple quand le toucher rectal révèle des matières fécales accumulées, ou l'existence d'un cancer ou d'un rétrécissement. Le toucher vaginal peut déceler une tumeur pelvienne comprimant l'intestin (fibrome utérin, rétroflexion, salpingite, kyste, hématocèle, grossesse extra-utérine, etc.).

L'invagination aiguë peut être diagnostiquée lorsqu'elle s'observe chez les enfants au-dessous de 4 ans, avec coexistence de boudin abdominal mobile, vomissements non fécaloïdes, constipation incomplète, selles sanglantes.

Dans l'invagination chronique on constate des selles sanglantes, une tumeur mollasse qu'on constate par la palpation abdominale, le toucher rectal ou le palper bimanuel; il existe des vomissements rares, de la diarrhée fréquente, de l'amaigrissement, le ballonnement est nul.

On diagnostique exceptionnellement le volvulus en constatant le signe de Wahl.

On soupçonnera une occlusion par calcul biliaire chez les sujets âgés ayant présenté de graves attaques de coliques hépatiques.

On s'enquerra des corps étrangers avalés par le patient, objets divers, noyaux de prunes, de cerises, de figues, etc.

L'existence de péritonites antérieures, d'appendicites à rechute feront penser à des brides.

La constatation d'une malformation congénitale, telle que bec-de-lièvre, testicule non descendu, spina bifida, pied bot, hernie ombilicale congénitale, malformation de l'anus ou du rectum a été souvent faite dans les cas d'étranglement par un diverticule de Meckel. Gangolphe a signalé la présence d'un épanchement abdominal comme indiquant un étranglement interne.

Le cancer de l'intestin s'annonce ordinairement par une diarrhée persistante accompagnée parfois de caillots sanguins ; de temps à autre il y a des accès de constipation ou d'occlusion. L'état général est mauvais, le sujet s'amaigrit ; il a ordinairement dépassé la cinquantaine. Le siège de prédilection du cancer est sur le gros intestin, par ordre décroissant de fréquence sur les points suivants : rectum, S iliaque, angles du côlon transverse, cæcum ; rareté extrême sur l'intestin grêle.

Le *rétrécissement* intestinal peut être mis en discussion avec des antécédents d'entérite tuberculeuse, de dysenterie, fièvre typhoïde, contusion abdominale, étranglement herniaire.

En résumé, nous venons de faire une longue énumération de conditions exceptionnelles qui permettent de poser parfois le diagnostic ou de le soupçonner. Je le répète, dans la majorité des cas, les signes que nous venons d'énumérer ou bien manquent complètement, ou bien sont infidèles. Tout ce qu'on peut faire, c'est d'affirmer l'existence de l'occlusion et de poser l'indication opératoire.

L'occlusion intestinale laissée à elle-même provoque la mort presque constamment; on a publié un nombre important de faits d'invagination aiguë guérie spontanément par la désinvagination ou la gangrène de la partie invaginée ; mais ces observations n'ont été publiées qu'à cause de leur rareté même.

On a parfois des débâcles spontanées dans les occlusions par paralysie ou par scybales, mais dans les autres variétés les chances de survie sont à peu près nulles.

Traitement de l'occlusion intestinale. — Le traitement médical de l'occlusion se réduit à prescrire des purgatifs ou de l'opium à hautes doses. Ces deux méthodes si opposées donnent une mortalité considérable ; elles sont, de plus, aussi peu satisfaisantes que possible, si l'on réfléchit à ce qu'elles peuvent donner en présence d'obstacles matériels; nous ne nous y arrêterons donc pas plus longtemps.

Nous repoussons comme dangereux les lavements d'eau de Seltz, les lavements forcés d'eau, les insufflations d'hydrogène (de Senn), et le massage de l'abdomen.

Les ponctions ne sont qu'un palliatif qui permet seulement l'évacuation des gaz; elles exposent en outre à l'infection du péritoine par les piqûres.

La discussion n'est permise qu'entre les trois procédés suivants : *électricité*, *laparotomie*, *entérotomie*.

L'*électricité* est devenue une excellente méthode depuis que son emploi a été réglé par Boudet de Paris. Cet auteur, sur 76 observations, a obtenu 59 succès et 19 insuccès (25 0/0). Ce moyen est contre-indiqué quand il existe de l'affaiblissement cardiaque et une dépression profonde de l'état général. Voici comment on l'emploie. On se sert d'une pile à courants continus munie d'un bon galvanomètre. On administre au malade un lavement d'eau salée et on introduit dans le rectum une canule spéciale qui porte dans sa lumière une tige métallique reliée à l'un des pôles de la pile. L'autre pôle est en rapport avec une plaque métallique recouverte de peau de chamois qu'on humecte d'eau salée et qu'on applique sur le ventre.

On fait alors passer le courant, sans jamais dépasser une intensité de plus de 20 milliampères. De temps en temps on renverse le courant. Les séances ne doivent pas durer plus d'un quart d'heure. On peut en faire jusqu'à deux ou trois en les espaçant toutes les deux heures. Aussitôt après l'échec de la deuxième ou troisième séance, le chirurgien doit intervenir activement par la laparotomie ou l'entérotomie.

Examinons d'abord la technique et la valeur de chacune de ces deux opérations, puis nous poserons les indications de chacune d'elles.

La laparotomie s'exécute par une incision médiane à laquelle la plupart des chirurgiens français donnent 10 à 15 centimètres de longueur. Cette incision empêche la sortie en masse des anses, mais rend l'exploration et le débridement difficiles, surtout lorsque le ballonnement est considérable.

On a conseillé de diminuer le ballonnement par

des ponctions qui sont dangereuses en raison de l'infection par les piqûres. Madelung incise transversalement l'intestin sur une partie de sa circonférence, le vide, puis suture l'incision; il explore ensuite l'intestin dans toute sa longueur, supprime l'obstacle quand c'est possible, et, dans le cas contraire, enlève les sutures de son incision intestinale et en fixe les lèvres à la peau en anus contre nature.

Je fais à cette méthode deux reproches; le premier, qu'il est très difficile d'effectuer l'évacuation de l'intestin sans souiller le champ opératoire; le second, que dans bon nombre de cas l'incision ne suffit pas à évacuer l'intestin, qui reste ballonné, et dont les coudures brusques empêchent l'évacuation, ainsi que j'ai pu m'en rendre compte plusieurs fois moi-même, en employant le procédé de Madelung.

Pour remédier au ballonnement, Kümmel, prenant le taureau par les cornes, ouvre le ventre dans toute sa hauteur, reçoit les intestins sur des serviettes stérilisées et l'examine rapidement; l'exploration est ainsi considérablement facilitée, mais le grand inconvénient de cette pratique c'est de refroidir l'intestin. La réduction est très difficile quand on n'a pas vidé l'intestin au préalable; on est obligé d'envelopper le paquet intestinal dans une grande serviette dont on engage les bords dans la plaie pariétale; on fait alors le taxis de cet immense sac herniaire et on arrive à réduire tant bien que mal l'intestin. — Si l'on vide l'intestin au préalable par la méthode de Madelung, il est presque impossible de ne pas infecter le paquet viscéral entièrement sorti du ventre.

Il ressort de tout ceci que la laparotomie est dans son exécution hérissée de difficultés.

Elle est à la vérité brillante et séduisante quand elle permet de sectionner une bride, de dégager une hernie intra-abdominale, de supprimer une tumeur qui comprime l'intestin, de détordre un volvulus ou une coudure. Elle est moins triomphante quand on rencontre une invagination, un cancer ou un rétrécissement; car dans l'espèce les opérations rationnelles sont l'entéro-anastomose ou la résection intestinale. Or la résection est longue et difficile à exécuter sans inoculer le péritoine; de plus, tous les chirurgiens français s'accordent à rejeter l'entérorrhaphie circulaire, au cours d'une laparotomie pour occlusion, à cause de ses difficultés et de sa longueur chez des sujets déjà très affaiblis; on devrait donc terminer la résection par un anus contre nature. Cette conclusion nous conduit à penser qu'il vaudrait mieux faire tout simplement l'entérostomie sans résection pour ne pas compliquer l'opération.

Mais alors on peut dire que la laparotomie n'a pas tenu ses promesses et a échoué piteusement. Quand le cancer est inopérable, l'entéro-anastomose est aussi inapplicable que la résection et pour les mêmes raisons; la laparotomie se termine donc encore par une entérostomie; c'est un échec pitoyable pour la laparotomie, qui se trouve avoir fait banqueroute; il en est de même quand on rencontre une compression qu'on ne peut supprimer, ou une paralysie intestinale. On a le regret d'avoir fait une grande opération, d'avoir manipulé l'intestin, d'avoir endormi le malade alors qu'une simple entérostomie sans chloroforme et sans dévidements eût suffi à tout.

On ne saurait soutenir l'innocuité absolue de la laparotomie et de la chloroformisation qu'elle comporte; j'ai en effet opéré récemment deux jeunes femmes dont l'état général était assez satisfaisant; l'une avait une simple bride qui fut coupée, l'opération dura à peine quinze minutes; elle mourut dans la journée; j'ai pensé qu'elle avait succombé au shock produit par la chloroformisation, l'opération ayant été très simple. L'autre malade, vigoureuse, fut laparotomisée pour un cancer du gros intestin inaccessible (hypocondre gauche); je dus terminer l'opération par un anus contre nature; quoique l'intervention eût été très courte, et sans dévidement de l'intestin, la malade mourut le jour même; j'attribue encore le décès au chloroforme.

Depuis longtemps d'ailleurs j'avais été frappé de l'aggravation subite que les opérations avec chloroforme provoquaient chez les malades algides, mais ma conviction n'est devenue complète qu'après les deux exemples relatés ci-dessus.

La laparotomie, souvent impuissante, est donc encore dangereuse par elle-même, en raison des manipulations de l'intestin et de la chloroformisation qu'elle nécessite. Ce sont ces deux particularités, chloroforme et dévidement de l'intestin qui différencient la laparotomie proprement dite de l'entérostomie, laquelle doit se faire sans chloroforme et sans dévidement.

L'entérostomie s'exécute en effet sans chloroforme, à la cocaïne ou sans anesthésie aucune; elle ne comporte pas de manipulations de l'intestin; elle est l'opération idéale pour les cas de paralysie intestinale, d'invagination, de rétrécissement, de cancers non opérables ou opérables. Elle est aussi satisfaisante que la laparotomie dans l'occlusion produite par des noyaux et d'autres corps étrangers peu volumineux. Les observations de Schede prouvent qu'elle permet de guérir des volvulus, coudures, brides; j'en connais moi-même un ensemble très démonstratif; le malade ayant guéri de son entérostomie, mourut plusieurs semaines après d'une affection intercurrente, et l'on trouva à l'autopsie une bride épiploïque qui avait coudé l'intestin lors de l'attaque d'occlusion.

L'entérostomie n'est inférieure à la laparotomie que pour les cas de hernie intra-abdominale gangrenée, pour lesquels la résection suivie de toilette du péritoine est indiquée; il est juste de dire que ces cas sont très rares et presque constamment mortels, quel que soit le traitement employé, à cause de l'infection péritonéale généralisée. On peut donc considérer les faits de gangrène interne comme négligeables et ne constituant pas un argument sérieux contre l'entérostomie.

Je considère la laparotomie comme indiquée dans les circonstances suivantes : 1° lorsqu'on a diagnostiqué une réduction en masse d'une hernie, ou du collet du sac : il suffit de prolonger sur l'abdomen l'incision de la kélotomie : 2° lorsqu'il s'agit d'une occlusion consécutive à une laparotomie, l'expérience ayant démontré qu'il s'agit souvent d'adhérences au pédicule ; 3° quand, par l'incision de l'entérostomie, on constate avec l'index la présence d'un obstacle facile à supprimer, on doit changer son plan opératoire, et faire la laparotomie, c'est-à-dire chloroformiser, inciser sur la ligne médiane et arriver sur l'obstacle qu'on supprimera : en cas de péritonite avec occlusion, on ferait de même la laparotomie médiane, le lavage et le drainage du péritoine; 4° quand on est certain d'après les renseignements qu'il s'agit d'un corps étranger très volumineux, introduit dans les voies digestives; 3° quand on a établi l'existence d'une tumeur comprimant l'intestin, il est indiqué d'essayer de l'enlever ou de dégager l'intestin.

En résumé la laparotomie est indiquée quand on a pu poser avec précision le diagnostic de lésion facile à supprimer, et pour laquelle l'entérostomie ne saurait donner des résultats aussi satisfaisants. Elle est encore indiquée lorsque le ventre est peu ballonné avec un état général satisfaisant. Elle est toujours contre-indiquée avec un ballonnement considérable.

Lorsque le diagnostic n'est pas posé avec précision, ou lorsqu'on a reconnu un cancer ou toute autre lésion justiciable de l'entérostomie, on préférera cette dernière opération, qui est en somme moins dangereuse, et qui donne beaucoup plus de chances de guérison immédiate.

Rappelons qu'en aucun cas on ne devra, au cours d'une laparotomie pour occlusion, pratiquer d'opérations compliquées telles que l'entérorrhaphie circulaire ou l'entéro-anastomose; on s'abstiendrait même de pratiquer la résection intestinale, excepté si l'intestin était gangrené, perforé ou fortement endommagé. Dans cette dernière hypothèse on ferait suivre la résection d'une suture des deux bouts d'intestin à la peau.

En dehors des cas précités je considère l'entérostomie comme préférable. Dans un premier temps on établit un anus artificiel; si le malade survit, il arrive parfois que le cours des matières se rétablisse et que l'orifice anormal se ferme spontanément; si après le rétablissement des selles cette oblitération tardait trop à se faire, on la réaliserait chirurgicalement.

Lorsque les selles par l'anus vrai ne reviennent pas d'elles-mêmes, il est indiqué de faire une laparotomie exploratrice et de rechercher l'obstacle.

Comment doit-on pratiquer l'entérostomie? Dans aucun cas on ne donnera de chloroforme; on anesthésiera à la cocaïne, ou au chlorure d'éthyle.

L'incision classique siège dans la fosse iliaque droite, parallèlement à l'arcade crurale, et à deux travers de doigt au-dessus; on explore dans toute les directions avec l'index afin de recueillir des renseignements intéressants sur la nature de l'obstacle et en faire son profit; on cherche ensuite le cæcum et, s'il est distendu, c'est lui qu'on ouvre; en cas contraire on prend la première anse grêle distendue et on l'attire au dehors. Après l'avoir suturée à la paroi, on l'ouvre parallèlement à son grand axe. (Voir pour plus de détails le chapitre *Établissement de l'anus contre nature.*)

La mortalité des opérations de laparotomie et d'entérostomie est considérable, d'après Farqhar, Curtis, elle serait sensiblement semblable pour les deux opérations : environ 67 %. En réalité la mortalité de la laparotomie est beaucoup plus forte, car un grand nombre d'opérations n'ont pas été publiées. J'ai réuni toutes mes observations d'occlusion, qui sont au nombre de 17. 11 ont été traitées par la laparotomie, il y eut 11 morts. 6 traitées par l'entérostomie m'ont donné 4 guérisons et 2 morts 33 0/0. Ces chiffres me paraissent être un argument péremptoire en faveur de l'entérostomie.

APPENDICITE, TYPHLITE ET PÉRITYPHLITE.

On observe fréquemment une affection siégeant dans la fosse iliaque, caractérisée par une tuméfaction douloureuse qui aboutit fréquemment à la suppuration... Il y a peu d'années encore on admettait que ces accidents étaient sous la dépendance de l'inflammation du cæcum. Dans une première phase le cæcum était seul enflammé (typhlite), dans la seconde période (pérityphlite), qui pouvait d'ailleurs manquer, la suppuration se propageait au tissu cellulaire de la fosse iliaque et venait ensuite s'ouvrir à la peau.

Ces notions ont été fortement attaquées par les travaux récents de Reginald Fitz, Biermer, Matterstock, Trèves, Weir, Morton, Senn, Maurin, Roux, Reclus qui ont montré que, dans l'immense majorité des cas, ce n'est pas le cæcum qui est en cause, mais l'appendice iléo-cæcal qui s'enflamme sous l'influence d'un calcul stercoral qui s'y trouve inclus. La suppuration sous-péritonéale a été démontrée impossible, le cæcum et l'appendice étant revêtus de péritoine sur toute leur circonférence ; de telle sorte que toutes les suppurations développées autour de ces organes sont par définition intra-péritonéales. On a même été jusqu'à nier l'existence de la typhlite vraie, mais sur ce point on a commis une véritable exagération.

Nous admettons l'existence de la typhlite, de l'appendicite isolées, de la pérityphlite qui peut les compliquer ; enfin dans certains cas on observe réunies la typhlite, l'appendicite et la pérityphlite.

Typhlite.

La *typhlite pure* reconnaît pour causes la stase fécale dans le cæcum, l'irritation causée par des corps étrangers, l'inflammation liée à des diarrhées, à des entérites aiguës ou chroniques, et enfin les ulcérations cæcales de la dysenterie, du cancer et surtout de la tuberculose.

Les lésions consistent essentiellement en un gonflement considérable de la muqueuse, qui, se propageant à la valvule iléo-cæcale, peut interrompre le cours des matières.

La muqueuse peut être ulcérée, perforée, gangrenée, soulevée par des abcès développés au-dessous d'elle. Le cæcum peut être perforé complètement. Quand l'inflammation se propage en dehors des parois, on trouve des adhérences réunissant au cæcum l'épiploon, les anses grêles et le péritoine pariétal. Les loges limitées par les adhérences contiennent de la sérosité ou du pus. La suppuration se fait jour ordinairement à la peau ; elle peut s'évacuer dans le cæcum par des perforations produites de dedans en dehors ou inversement ; parfois même l'abcès s'ouvre dans la grande séreuse.

Dans certains cas la perforation cæcale se fait trop rapidement pour que les adhérences aient eu le temps de s'organiser, et la péritonite est d'emblée généralisée.

La *typhlite* débute par des troubles digestifs :

dyspepsie, constipation, plus rarement diarrhée. Bientôt apparaît dans la fosse iliaque une douleur vague, puis aiguë, irradiant parfois à tout l'abdomen. Le ballonnement survient rapidement, la constipation est absolue, il existe des nausées, parfois des vomissements verts ou même fécaloïdes. La langue est blanche et l'anorexie complète. La température reste quelquefois normale, elle s'élève ordinairement à 38, parfois à 39 ou 40°.

Localement on constate l'existence d'un boudin cæcal volumineux et douloureux, à peine mobile, mat à la percussion ; la tuméfaction se continue sur le côlon ascendant. La tumeur est d'une consistance molle, mais difficile à constater sans le secours du chloroforme, à cause de la douleur provoquée.

Dans les cas bénins tout rentre dans l'ordre après un lavement ou un purgatif efficace.

D'autres fois la typhlite se complique de pérityphlite. La tumeur devient moins nette, elle s'étale, fait corps avec la paroi abdominale ; les veines de la peau se dilatent, de la rougeur, de l'œdème se produisent, et bientôt la fluctuation indique que la suppuration va s'ouvrir à l'extérieur. La tumeur est mate dans certains cas, dans d'autres elle est sonore en raison des gaz fétides qui se développent dans les abcès au voisinage de l'intestin.

Quand l'abcès est ouvert, il en sort du pus fétide, plus ou moins lié, parfois mélangé de matières fécales ; il peut s'établir une véritable fistule stercorale qui guérit généralement d'elle-même, quand elle n'est pas très large, mais qui peut persister indéfiniment quand elle est étendue.

Le *pronostic* de la typhlite doit être réservé à cause

de la fréquence des récidives, et de la possibilité de lésions tuberculeuses.

Les principales complications à craindre sont la péritonite généralisée, la gangrène étendue du cæcum; la pyléphlébite, la pleurésie suppurée ou séreuse, la septicémie ou l'infection purulente.

Le traitement de la *typhlite pure* consiste à mettre l'intestin au repos et à le désinfecter, ce qu'on réalise facilement par le régime lacté exclusif. On donnera par jour trois des cachets suivants:

Pour un cachet:

Benzo-naphtol..................	ãa 30 centigr.
Salicylate de bismuth...........	
Magnésie anglaise..............	

Il faut aussi vider le gros intestin à l'aide de lavements évacuants contenant 30 gr. d'huile de ricin, ou 2 cuillerées à bouche de sel marin, ou bien encore un lavement composé de 15 grammes de séné bouilli dans 500 grammes d'eau auquel on ajoute 120 grammes de miel de mercuriale. Comme purgatifs on emploiera l'huile de ricin par cuillerée à café toutes les 1/2 heures, l'eau de Sedlitz à la dose de 1 ou 2 verres, l'eau-de-vie allemande, 10 grammes dans une infusion de thé.

Dans certains cas compliqués de paralysie intestinale, on est obligé d'avoir recours à l'huile de croton (une pilule de 1 goutte ou un lavement électrique par la méthode de Boudet de Paris (voir *Occlusion*).

Après avoir obtenu une évacuation abondante, on administrera de l'opium à haute dose : soit en pilules d'extrait thébaïque de 0.15 centigrammes (4 pilules par jour); soit sous la forme de laudanum, 30 à 40 gouttes prises en quatre fois dans un peu d'eau par la bouche ou en lavements ; soit enfin dans des suppositoires contenant chacun 10 centigrammes d'extrait thébaïque pour 4 grammes de beurre de cacao, 2 suppositoires par jour. Il est très utile aussi de faire de grandes irrigations du gros intestin à l'eau bouillie ou boriquée. Le malade étant au lit, couché sur le dos, le siège élevé par un coussin, on introduit dans l'anus la canule d'un laveur d'Esmarck, qu'on élève à 50 centimètres environ au-dessus du lit; l'injection, poussée très lentement, remplit tout le gros intestin jusqu'à la valvule iléo-cœcale. Les grands lavages désinfectent parfaitement l'intestin et font tomber la douleur et l'inflammation.

Enfin on ne négligera pas d'appliquer sur le ventre de grands cataplasmes de farine de lin renouvelés toutes les 6 heures.

Pour le traitement de la pérityphlite et des autres complications, voir plus loin le traitement de l'appendicite.

Appendicite et Pérityphlite.

L'appendicite est caractérisée par l'inflammation suppurative de l'appendice, qui se perfore dans la grande majorité des cas... Cette inflammation peut être le résultat d'une entérite propagée à l'appendice, elle peut dépendre d'ulcérations dysentériques, typhiques et surtout tuberculeuses. Elle s'observe encore quand l'appendice est rétréci par des cicatrices d'ulcérations anciennes, quand il est coudé par des adhérences péritonéales résultant d'inflammations antérieures. Mais, de toutes les causes, les plus fréquentes sont les corps étrangers, surtout les calculs stercoraux; plus rarement, on y rencontre des noyaux, pépins, arêtes, fragments d'os, calculs biliaires, entérolithes.

Les calculs stercoraux formés de matières durcies se forment *in situ;* ou bien ils sont chassés du cæcum dans l'appendice à l'occasion d'un effort.

Les calculs stercoraux peuvent être parfaitement tolérés pendant un temps très long ; ils peuvent même être entraînés dans le cæcum avec les sécrétions de l'appendice. Mais le plus souvent ils s'accroissent sur place et, à un moment donné, il se fait en arrière du corps étranger une rétention des sécrétions. Les bacilles de l'intestin prolifèrent dans ce liquide stagnant, augmentent de virulence et attaquent les parois de l'appendice dont la vitalité se trouve compromise par la distension qu'elles ont subie. Les microbes ulcèrent donc les tissus ou en provoquent la gangrène; des deux manières, l'appendice ne tarde pas à se perforer; il en résulte une péritonite généralisée si les adhérences manquent, circonscrite quand elles ont eu le temps de se former.

La péritonite circonscrite aboutit à la formation d'abcès uniques ou multiples. On trouve le plus souvent les abcès immédiatement au-dessus de l'arcade crurale; d'autres fois, ils se développent en avant ou en arrière du cæcum; on les trouve encore le long du rectum dans le bassin, ou bien en dedans du cæcum au milieu des anses grêles adhérentes.

Le pus s'évacuera le plus souvent à travers la peau; d'autres fois, il s'ouvre une issue dans le cæcum, dans l'appendice, que la perforation se soit faite de dedans en dehors, ou inversement; dans le rectum, le thorax, la vessie, l'artère iliaque. Mais de toutes les migrations du pus la plus redoutable est celle qui se fait dans la grande séreuse; il en résulte constamment une péritonite promptement mortelle.

Il existe plusieurs formes cliniques d'appendicite: d'abord, l'*appendicite non suppurée* qui se termine généralement par résolution ou par induration; souvent cette variété est suivie de rechutes fréquentes de plus en plus graves. (*Appendicite à rechute.*)

L'*appendicite suppurée* est très fréquente, nous avons signalé plus haut les migrations du pus.

L'*appendicite avec péritonite généralisée* n'est qu'une des complications de l'appendicite suppurée.

Une forme moins bien établie est la *colique appendiculaire de Talamon*, caractérisée par des crises douloureuses que cet auteur attribue à l'introduction d'un calcul stercoral dans l'appendice. La douleur cesse quand le corps étranger est évacué dans le cæcum. — Si le corps étranger n'est pas evacué, on voit survenir tout le cortège des accidents de l'appendicite vulgaire.

Cette forme d'appendicite n'est basée que sur une symptomatologie assez vague; elle n'est appuyée jusqu'ici sur aucune base vraiment scientifique. Très importante à connaître est l'*appendicite tuberculeuse*, étudiée par Hartmann, Richelot, Reclus; cette forme présente souvent au début les allures d'une appendicite suppurée vulgaire. Mais les récidives surviennent fréquentes, l'empâtement iliaque augmente au lieu de diminuer, et on s'aperçoit à un moment donné que l'appendice et le cæcum sont envahis par la tuberculose et forment une tumeur volumineuse dont l'ablation exige la résection du cæcum lui-même.

Le *diagnostic* de l'appendicite est très difficile à

poser au début; lorsque la douleur ou les vomissements sont le seul symptôme, on l'a confondue avec la colique hépatique ou néphrétique, ou une indigestion.

La prédominance de certains symptômes a pu faire croire à l'occlusion intestinale, à la fièvre typhoïde. Les formes à rechute avec ballonnement et induration ont fait penser à la tuberculose péritonéale. Une tumeur persistante et dure avec troubles digestifs, comme on l'observe dans les cas d'appendicite avec induration chronique, ont été confondus avec le cancer du cæcum, même à la période de suppuration; on s'est souvent demandé si le pus provenait d'une psoïtis, d'un abcès par congestion, d'une salpingite, ou d'un abcès périnéphrétique.

La plupart de ces erreurs seront évitées par une palpation attentive qui permettra le plus souvent de localiser exactement la douleur et d'apprécier le siège exact et la nature de la tuméfaction iliaque, en même temps que l'intégrité des organes voisins (rein, lombes, colonne, psoas). Il est important de distinguer la typhlite pure de l'appendicite; on y arrivera en considérant que dans la typhlite la tumeur présente la forme générale du cæcum, sans irrégularités (boudin cæcal), la douleur est diffuse et peu vive. Dans l'appendicite au début, la tumeur est presque nulle; un peu plus tard, elle siège surtout au-dessous de l'épine iliaque antéro-supérieure. Le maximum douloureux est presque toujours au-dessous de cette ligne; enfin, quand la tuméfaction est étendue, elle revêt la forme d'une plaque dure ou d'une tumeur mamelonnée qui ne rappelle en rien le boudin cæcal classique.

L'engouement cæcal caractérisé par une accumulation de matières dans le cæcum disparaît après une purgation.

Le *pronostic* de l'appendicite est très difficile à établir d'une manière exacte, et le désaccord le plus profond règne à ce sujet entre médecins et chirurgiens : les premiers, avec Guttmann, Fürbringer et Renvers, indiquent une mortalité de 5 à 10 0/0 tandis que les seconds la disent beaucoup plus considérable. Ces divergences s'expliquent par ce fait que les chirurgiens ne voient guère que les cas les plus graves, et par cet autre, que les médecins n'ont pas fait la défalcation des cas de typhlite pure qui est manifestement beaucoup plus bénigne que l'appendicite.

Traitement. — Le traitement médical de l'appendicite est le même que celui de la typhlite : purgatifs au début, régime lacté, antisepsie intestinale, grands lavages de l'intestin, opium à haute dose, cataplasmes. Les douleurs plus vives de l'appendicite sont avantageusement traitées par une application de 15 à 20 sangsues dans la fosse iliaque.

Les médecins ont le tort d'appliquer ce traitement à tous les cas et de le continuer beaucoup trop longtemps.

Le traitement chirurgical consiste dans la ponction, l'incision en deux temps ou en un temps.

La ponction est une opération aveugle, insuffisante ici comme pour tous les abcès chauds, elle expose en outre à la blessure de l'intestin.

Sonnenburg a conseillé d'inciser dans un premier temps jusqu'au péritoine exclusivement; on bourre la plaie d'iodoforme, et quelques jours après, les adhérences s'étant établies on va à la recherche de l'abcès. Cette pratique ne présente pas d'avantage sérieux, elle a en outre l'inconvénient de perdre un temps précieux.

L'opération en un temps peut s'exécuter sur la ligne médiane; mais cette incision n'est convenable que lorsqu'il existe une péritonite généralisée compliquant l'appendicite.

Appliquée à la cure d'une appendicite vulgaire, cette pratique est déplorable, parce qu'elle rend inévitable l'inoculation de la grande séreuse.

L'incision latérale de Max Schüller sur le bord externe du muscle droit présente les mêmes inconvénients, elle est en outre peu commode pour agir dans la fosse iliaque.

L'incision iliaque est l'opération de choix; on peut la faire parallèle à l'arcade crurale, ou bien la faire presque verticale, commençant vers la partie moyenne de l'arcade et ayant son milieu au niveau de l'épine iliaque antéro-supérieure : cette dernière est plus avantageuse quand on va à la recherche d'une tumeur peu volumineuse.

Dans certains cas, on est obligé de faire des contre-ouvertures à la région lombaire, ou bien par le rectum, dans les cas d'abcès pointant dans ces régions.

L'indication d'opérer est difficile à saisir avec précision. Bull et Weir ont fait des opérations préventives, aussitôt le diagnostic posé. Cette manière d'agir est excessive: car on opère beaucoup de malades qui auraient pu guérir spontanément; il arrive même qu'on tue quelques malades en inoculant hors de propos leur péritoine.

Roux conseille d'opérer le troisième jour, dans les cas ordinaires qui paraissent peu urgents.

Talamon adopte la formule de Trêves, qui conseille de ne pas opérer avant le cinquième jour, l'époque entre le huitième et le douzième jour étant la plus favorable.

A mon avis, dans les cas ordinaires, où les phénomènes généraux sont peu inquiétants (douleur modérée, tympanisme médiocre, tumeur bien limitée, température ne dépassant pas 39°, état général satisfaisant), on peut sans inconvénients attendre les signes de suppuration (fluctuation, rougeur et œdème de la peau). Dans ces conditions, l'opération est des plus simples : on pratique une incision sur le point culminant de la tumeur, on laisse écouler le pus, on lave le foyer. Si on aperçoit l'appendice au fond de la plaie, il faut le saisir avec une pince et l'arracher ou le lier et l'exciser. S'il existe une perforation du cæcum donnant issue à des matières, il est inutile de la suturer, ces fistules se fermant d'elles-mêmes quand le foyer se met à bourgeonner. Si la fistule était très large, il vaudrait mieux attendre plusieurs semaines ou plusieurs mois avant de la suturer, à cause de la rigidité et de la fragilité des parois intestinales. On termine cette intervention simpliste par un drainage à la gaze iodoformée. On pourra, pour éviter les éventrations ultérieures, suturer la paroi par la suture à étages, en réservant la place du drain.

L'opération est urgente et ne souffre aucun retard dans les cas suivants.

1° Appendicite au début s'accompagnant de douleur atroce avec tympanisme, vomissements, faciès grippé, température atteignant 40° ;

2° Appendicite à début lent, présentant, malgré le traitement médical et le repos une aggravation subite ou progressive des phénomènes généraux ;

3° Appendicite compliquée de péritonite généralisée ;

4° Appendicite chez les enfants au-dessous de 15 ans, à cause de la fréquence de la péritonite généralisée. Lorsque la tumeur est petite, l'opération doit être conduite de la manière suivante : On entre directement dans le péritoine par l'incision iliaque de Roux, on écarte les adhérences intestinales, le gâteau épiploïque épaissi et enflammé, et on explore la fosse iliaque. Si l'appendice est facilement accessible et peu adhérent, on l'isole jusqu'à sa base, on le lie et on l'excise. Pour éviter que le moignon n'infecte le péritoine ou ne produise une fistule stercorale, on a conseillé de l'oblitérer par des sutures, ce qui est impossible à réaliser vu le faible diamètre de l'organe ; on peut aussi le fixer dans la plaie, mais cette pratique expose aux fistules stercorales. Je préfère de beaucoup la pratique suivante, que j'ai suivie avec succès et qui consiste à couper l'appendice à sa base après l'avoir lié et à enterrer le moignon appendiculaire au fond d'un pli du cæcum par un double étage de sutures séro-séreuses.

Lorsque l'ablation de l'appendice est difficile ou impossible, je conseille de décoller le péritoine postérieur de la fosse iliaque jusque derrière l'appendice ou le cæcum et d'y placer une mèche de gaze iodoformée pour drainer.

Lorsque la tumeur est volumineuse sans signes nets de suppuration et que les phénomènes généraux commandent l'intervention, certains auteurs conseillent d'éviter soigneusement l'ouverture du péritoine en allant à la recherche du pus, ils conseillent de cheminer entre la tumeur et le fascia iliaca plutôt que de l'attaquer par sa face antérieure. Cette dernière pratique n'a cependant aucun inconvénient si l'on prend la précaution de ne pas rompre les adhérences qui en dedans de la tumeur protègent le péritoine. Elle a en outre l'avantage de permettre une exploration plus facile et une intervention plus complète et plus radicale.

Si l'appendicite se complique de péritonite généralisée, il faut pratiquer la laparotomie médiane, laver largement la séreuse à l'eau bouillie et placer un drain ou une mèche de gaze. On ne quittera pas le malade sans avoir fait l'incision iliaque pour rechercher l'appendice ou les abcès qui l'avoisinent.

L'appendicite récidivante ou à rechutes est justiciable du traitement chirurgical. Les rechutes sont dues à des engagements réitérés de calculs, ou à des poussées successives provoquées par une perforation intestinale non oblitérée, ou bien à ce que l'appendice coudé se vide mal, se distend et s'enflamme, ou enfin à des poussées aiguës provoquées par des collections purulentes enkystées. Dans toutes les hypothèses l'ablation de l'appendice est souveraine et jugule le mal...

On peut opérer dans l'intervalle de deux accès, ou bien au cours d'un accès; mais on saura que l'intervention est beaucoup plus bénigne quand on opère dans les premières heures de la poussée aiguë.

Les appendicites chroniques, qui laissent derrière elles un gros plastron ou un petit noyau douloureux, lorsque les lésions persistent trop longtemps, peuvent être utilement opérées.

La typhlite tuberculeuse exige la résection du cæcum suivie d'une entérorrhaphie; cette opération a été faite avec succès par Bouilly, Richelot, Broca, etc.

TRAITEMENT DES HERNIES

Nous distinguerons le traitement des hernies en deux catégorie, :

A. Traitement des hernies non étranglées.

B. Traitement des hernies étranglées.

A. Traitement des hernies non étranglées.

Deux grandes méthodes de traitement sont applicables aux hernies non étranglées, ce sont : 1° le traitement par les bandages et 2° le traitement par la méthode sanglante, appelée encore cure radicale des hernies.

1°) Traitement par les bandages.

Indications. — Seul admis autrefois, le traitement par les bandages perd de plus en plus du terrain depuis que la méthode sanglante, rendue inoffensive par l'antisepsie, est devenue de plus en plus la méthode de choix.

Quoi qu'il en soit, les bandages auront toujours leur utilité, d'abord pour les malades craintifs qui refusent l'opération, et ensuite pour les cas où la cure radicale est contre-indiquée, c'est-à-dire pour les hernies irréductibles par excès de volume, pour les enfants au-dessous de cinq ans, à cause de leur indocilité (déplacement du pansement), pour les malades dont les parois abdominales, très faibles, sont disposées à l'éventration, et enfin, pour ceux dont l'état général contre-indique une opération sérieuse : vieillards, emphysémateux, bronchitiques, tuberculeux, albuminuriques, etc.

Entre cinq et vingt ans, on peut discuter la valeur des bandages et de la cure radicale. En effet, à cette période, avec un bandage bien fait, porté nuit et jour pendant plusieurs mois, on obtient presque constamment la guérison si la hernie est récente, petite, et l'anneau étroit. Aussi, M. Berger conseille-t-il formellement l'emploi des bandages jusqu'à vingt ans.

Si l'on réfléchit, d'une part, à la longueur et aux ennuis de ce traitement, à la gêne et aux douleurs qu'il provoque, et, d'autre part, à la bénignité de l'acte chirurgical, on donnera avec nous la préférence à la cure radicale entre cinq et vingt ans.

Au-dessus de vingt ans, tous les auteurs considèrent l'opération sanglante comme la méthode de choix, quoique, à la rigueur, la guérison puisse encore être obtenue par les bandages lorsque la hernie est petite et la musculature de l'abdomen suffisamment vigoureuse.

Espèces de bandages. — Les bandages herniaires se composent de quatre parties :

1° Le ressort qui entoure le tronc ;

2° La pelote qui s'appuie sur l'orifice herniaire ;

3° L'articulation du ressort avec la pelote ;

4° Les accessoires (courroies et sous-cuisses).

Il existe cinq types de bandages :

1° *Les bandages français ;*

2° *Les bandages anglais ;*

3° *Les bandages mixtes ;*

4° *Les bandages exceptionnels ;*

5° *Les bandages ombilicaux.*

1° Les *bandages français* sont courbes sur leurs bords, le ressort s'incurve pour se continuer avec la pelote qui lui est soudée, ils embrassent la demi-circonférence du tronc correspondant à la hernie.

2° Dans le *bandage anglais*, le ressort a ses bords droits, il s'articule avec la pelote par une articulation en noix qui laisse la pelote mobile ; enfin le ressort embrasse la demi-circonférence du tronc

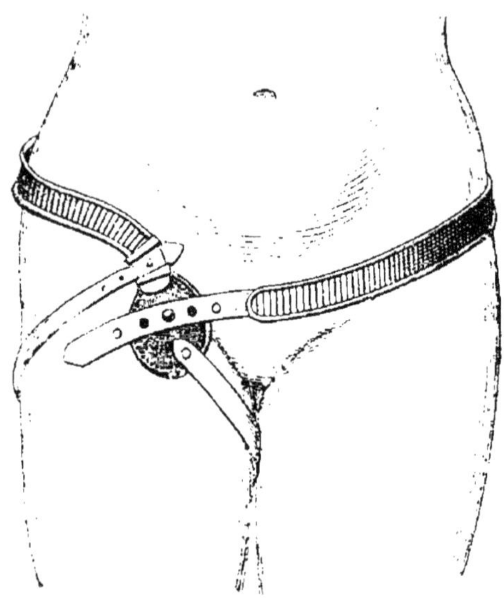

Fig. 5. — Bandage français.

opposée à la hernie, il s'appuie en arrière sur une pelote vertébrale et il ne porte pas sur la peau.

3° Le *bandage mixte de Collin* est courbe sur les bords et s'unit avec la pelote par une articulation dont on peut changer le point d'application au moyen de vis.

Nous reviendrons plus loin sur les bandages d'exception.

Le *bandage français* a l'inconvénient d'être de construction difficile, de ne pouvoir être facilement modifié et d'exiger l'emploi de sous-cuisses gênants ; le bandage anglais agit avec trop de force : aussi donnons-nous la préférence au bandage mixte de Collin, qui ne présente aucun des inconvénients précédents.

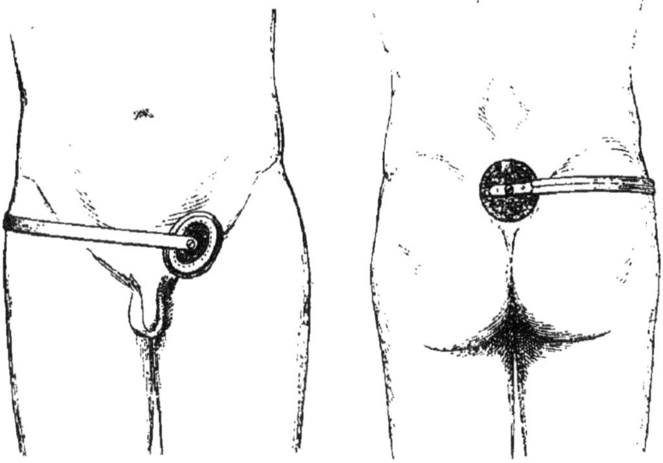

Fig. 6. — Bandage anglais.

Qualités d'un bon bandage. — Pour qu'un bandage soit satisfaisant le ressort ne doit être ni trop fort

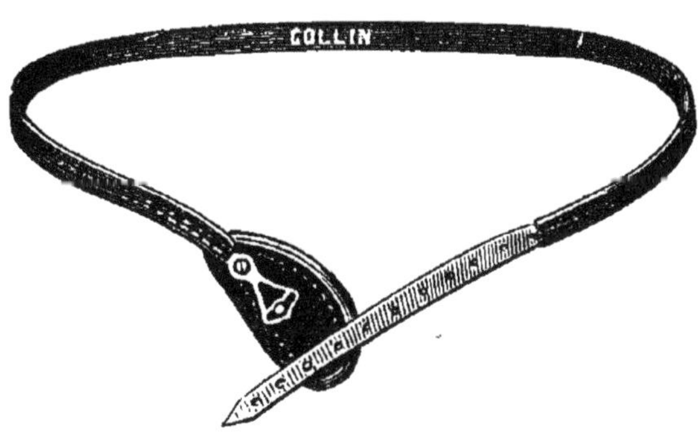

Fig. 7. — Bandage mixte de Collin.

(douleurs) ni trop faible (insuffisance). La pelote ne sera ni trop dure ni trop molle, ni trop étroite ni trop large ; trop convexe elle effondre la paroi abdominale, trop plane, elle soutient mal.

L'articulation doit correspondre au niveau de l'orifice herniaire qu'il s'agit de fermer.

La pelote ne sera pas trop mince, car le ressort s'épuiserait en posant sur les parties molles ; ni trop épaisse, car la force du ressort en serait considérablement augmentée.

La pelote ne recouvrira pas largement les parties puisque la compression du cordon serait mal tolérée.

Enfin la pelote sera inclinée convenablement de façon à s'appliquer parfaitement à plat sur la région qu'il s'agit de soutenir.

La largeur de la pelote sera en rapport avec celle de l'orifice herniaire et avec les dimensions de la hernie.

Pour les grosses hernies scrotales on emploiera une pelote triangulaire, dite en bec de corbin, dont le prolongement en pointe empêche la hernie de descendre jusque dans le scrotum.

En cas d'ectopie testiculaire chez l'enfant, on a conseillé l'emploi d'une pelote en fourche ou en croissant qui maintient la hernie tout en ménageant le testicule.

Mais ces appareils sont à rejeter, ces cas n'étant justiciables que de la cure radicale en raison des douleurs provoquées par ces bandages.

Manière de vérifier la valeur d'un bandage. — Pour vérifier la valeur d'un bandage, il faut constater que le centre de la pelote correspond bien au centre de la hernie ; il faut aussi que la pelote porte bien à plat sur la région herniaire.

La pression provoquée par le ressort ne doit pas être trop violente.

On fait alors tousser les malades, on les fait pousser comme s'ils allaient à la selle, dans la position verticale, assise et accroupie.

On les fait marcher, soulever un fardeau de 10 à 15 kilos.

Dans toutes ces épreuves la pelote ne doit pas se déplacer ni laisser sortir la hernie.

Quand toutes ces épreuves ont réussi, le bandage est parfait ; en pratique on pourra se contenter des bandages qui contiennent convenablement la hernie malgré un effort de toux et malgré la marche.

On recommandera aux malades d'éviter les efforts violents et de soutenir leur bandage avec la main pendant la toux, la défécation et les efforts.

4° Les *bandages exceptionnels* sont ceux des jeunes enfants, ceux des graves hernies doubles et ceux des hernies irréductibles.

a) Il n'y a pas de bon bandage pour les enfants âgés de moins d'un an : la délicatesse de la peau, les mouvements continuels du sujet, l'inondation constante par les urines et les matières liquides rendent cet appareil peu pratique ; il vaut donc mieux y renoncer complètement.

A partir d'un an on fera porter des bandages métalliques à ressort faible, avec pelote souple ; on les recouvrira d'une étoffe imperméable pour qu'ils soient plus faciles à tenir propres.

En cas d'ectopie testiculaire, le bandage est absolument contre-indiqué ; on attendra autant que possible la cinquième année pour faire la cure radicale.

Si cependant la hernie était très grosse ou douloureuse, on pourrait opérer avant cette date.

b) Deux bandages très ingénieux sont à recommander pour les *grosses hernies inguinales doubles* difficilement coercibles ce sont les bandages de *Dupré* et celui de *Prévost de Croissy*.

Le bandage de *Dupré* se compose d'un arc métallique élastique ventral, qui se termine par deux extrémités coudées à angle droit, auxquelles s'attache une courroie dorsale ; cet arc porte vers son milieu deux pelotes qui se détachent de son bord inférieur.

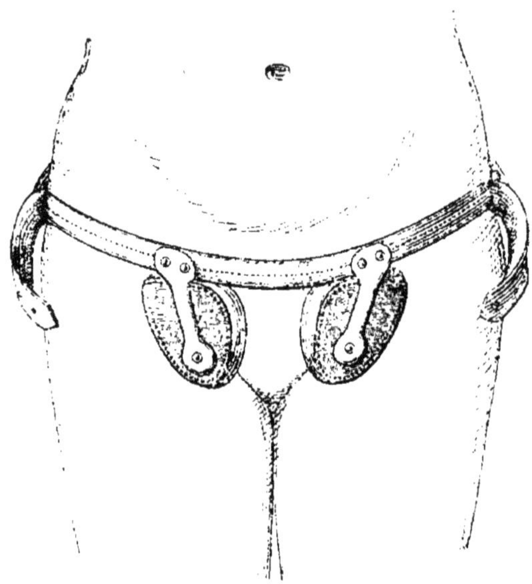

Fig. 8. — Bandage de Dupré.

En serrant la courroie, on fait basculer l'arc en avant et les pelotes en arrière ; par suite de ce mouvement de bascule elles s'appliquent avec une grande force sur l'orifice herniaire.

Le bandage de *Prévost de Croissy* fournit une bascule analogue par un moyen plus simple, à l'aide de trois ressorts surajoutés à la paroi ventrale il est encore plus pratique que le précédent. Ces appareils n'ont d'utilité que pour les cas où la cure radicale est impossible à cause du mauvais état général des malades ou en raison de la faiblesse de la paroi abdominale.

c) Lorsqu'une *hernie irréductible est peu volumineuse et inopérable, pour une raison quelconque*, il convient d'empêcher son accroissement au moyen d'un bandage à pelote concave, logeant facilement la tumeur dans sa cupule tout en la comprimant légèrement.

d) Pour les *grosses hernies inguinales inopérables et irréductibles par excès de volume*, dans lesquelles la tumeur descend presque jusqu'au genou, on se contentera d'employer un large suspensoir de Berger en tissu élastique relié à une ceinture soutenue par des bretelles. Le suspensoir présente une fente antérieure qu'on ferme avec un lacet, de manière à comprimer la hernie dans une certaine limite.

5° *Bandages ombilicaux*. — On maintient les hernies ombilicales réductibles au moyen d'appareils analo-

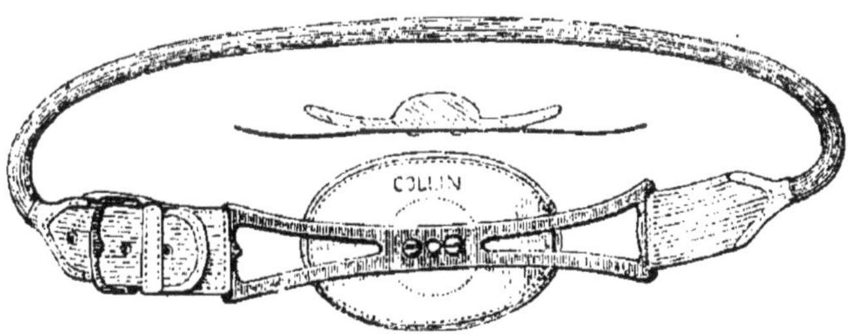

Fig. 9. — Bandage ombilical de Dolbeau.

gues à celui de *Dolbeau*, qui se compose essentiellement d'une large pelote concave portant au centre une saillie proportionnée à la largeur de l'anneau; cette pelote est reliée à une ceinture au moyen d'un large ressort.

Lorsque la hernie est irréductible et peu volumineuse, il faut la maintenir et l'empêcher de s'accroître au moyen d'une pelote concave, moulée sur la hernie, mais un peu plus petite, afin d'exercer sur la tumeur une certaine compression.

Souvent, chez les obèses, ces bandages glissent et se déplacent; il faut alors les relier à un corselet de toile qui les rattache aux épaules.

2°) **Cure radicale des hernies.**

La cure radicale des hernies consiste à réduire leur contenu, à ex tirper le sac, et à fermer définitivement l'orifice herniaire par une opération sanglante.

La cure radicale n'est entrée dans la pratique courante que sous le couvert de l'antisepsie.

Les noms de Czerny, Schède, Socin, Anderegg, Barker, Mac Ewen, Bassini à l'étranger, s'attachent à la création de cette opération.

La France a pris une part considérable au triomphe de la cure radicale par les travaux de Reverdin, Segond (thèse d'agrégation), Félizet (*les Hernies inguinales de l'enfance*, 1894), et par la mémorable discussion de la Société de chirurgie de 1887, à laquelle prirent part Championnière, Richelot, Trélat, Terrier, Berger, Le Fort. Nous tenons à proclamer que personne n'a publié de travaux plus considérables que Championnière sur la cure radicale.

Indications opératoires. — Les indications de la cure radicale sont contenues dans cette formule de Trélat : « Toute hernie qui n'est pas complètement, constamment, facilement contenue par un bandage, est justiciable de la cure radicale. »

Pour préciser davantage, la cure radicale est indiquée dans les cas suivants :

1° *Hernies irréductibles*, à la condition que la hernie n'ait pas perdu droit de domicile par excès de volume.

2° *Hernies incoercibles.* — Il faut que l'incoercibilité soit en rapport avec la largeur de l'anneau et ne soit pas le résultat d'un excès de volume.

Les sacs où s'accumule du liquide péritonéal doivent être opérés, le liquide ne pouvant être maintenu réduit par le bandage.

3° *Les hernies avec ectopie testiculaire* contre-indiquent absolument les bandages qui sont toujours insuffisants ou douloureux pour le testicule qu'ils compriment ou empêchent de descendre. On laissera les jeunes enfants sans bandage jusqu'à l'âge de 5 ou 6 ans, où l'opération deviendra possible.

4° *Les hernies congénitales* sont une indication de cure radicale à cause des dangers d'étranglement auxquels elles exposent, et en raison des bons résultats que fournit la cure radicale dans l'espèce; résultats qui s'expliquent facilement par l'étroitesse des orifices herniaires et la musculature de la paroi abdominale.

5° *Les hernies réductibles et coercibles, mais douloureuses sous le bandage*, réclament la cure radicale, que les douleurs soient liées à un état névropathique ou bien à des lésions matérielles telles que varicocèle, tiraillements de l'estomac, de la vessie, etc.

6° *Certaines maladies des hernieux telles que la constipation, la rétention d'urine, la toux, lorsqu'elles exposent à des retours fréquents d'étranglement*, peuvent indiquer la cure radicale.

On sera très prudent, lorsque les reins ou les poumons seront malades, l'opération pouvant devenir très dangereuse dans ces conditions.

8° L'*engouement herniaire des grosses hernies*, qui cède d'ordinaire facilement au taxis ou au repos avec cataplasmes et purgatifs, mais qui peut aussi aboutir à l'occlusion intestinale ou à l'étranglement, est une indication de cure radicale qu'il faut saisir au vol pour remédier d'un seul coup à l'accident menaçant et à la hernie elle-même.

9° *Les opérations de hernies étranglées* doivent toujours être complétées par la cure radicale, qui empêchera la reproduction de la hernie.

10° *Les conditions sociales* des sujets peuvent, à elles seules, devenir une indicaton opératoire; par exemple, pour les ouvriers que leur hernie empêche de se livrer à des travaux de force, pour les amateurs de sport, pour les jeunes gens qui désirent se marier ou embrasser la carrière militaire.

11° Enfin, pour Championnière, on peut opérer toutes les hernies entre 6 et 40 ans, à la condition qu'il n'y ait pas de contre-indication spéciale.

Contre-indications opératoires. — Les contre-indications sont tirées de l'âge, de l'état local et de l'état général.

Age. — On ne doit pas faire la cure radicale à partir de 70 ans, l'opération étant particulièrement grave à cet âge en raison des dangers des complications pulmonaires.

Chez les jeunes enfants au-dessous de 5 ans, l'opération est dangereuse parce qu'ils se souillent fréquemment, parce qu'ils sont très indociles et dérangent sans cesse leurs pansements, et enfin parce que les jeunes sujets supportent mal les antiseptiques à cet âge. Cependant, Félizet opère les enfants de 2 à 5 ans après un an de port de bandage inutile.

État local. — On n'opérera pas les malades atteints de hernies multiples, ni ceux dont le ventre à triple saillie indique une faiblesse irrémédiable de la paroi abdominale, ni les hernies irréductibles par excès de volume, ni celles dont les orifices énormes ne peuvent être obturés par aucun procédé.

État général. — Les tuberculeux, les cardiaques, les albuminuriques, les tousseurs, les cachectiques, ne doivent pas être opérés sous peine de désastre. On ne les opérera que la main forcée par de fréquents retours d'étranglements.

Généralités sur la technique opératoire.

Traitement du sac. — Certains auteurs conservent le sac ; *Mac Ewen* le pelotonne sur lui-même avec un fil, *Julliard* et *Terrillon* le capitonnent, certains auteurs l'invaginent ; mais la doctrine classique consiste à le supprimer.

On le dissèque avec soin avec des ciseaux mousses (Championnière) ou simplement avec des pinces à disséquer avec lesquelles on arrache tout ce qui double le sac (Richelot).

Championnière affirme qu'il a toujours pu disséquer le sac et le séparer du cordon ; cependant, dans certains cas, cette séparation est impossible, et l'on se résignera à laisser un fragment de sac dont on détruira l'épithélium par des attouchements à la teinture d'iode.

La dissection du sac doit être poussée bien au-dessus du trajet herniaire ; il faut enlever du péritoine intra-abdominal pour éviter la production d'un infundibulum facilitant la récidive.

Adhérences à l'intestin. — Autant que possible, les adhérences seront détruites avec les doigts ou un instrument mousse, car l'instrument tranchant est dangereux pour l'intégrité de l'organe. Si les adhérences sont trop résistantes, on réduira l'intestin avec le morceau de sac qui lui adhère.

Dans certaines hernies volumineuses et adhérentes, la libération de l'intestin est tellement compliquée et dangereuse que la majorité des chirurgiens abandonnent la partie.

Je conseillerais dans les cas de ce genre de faire une anastomose entre le bout afférent et le bout efférent de la hernie ; on sectionnerait ensuite ces deux anses entre le sac et l'anastomose, et on fermerait en cul-de-sac les deux bouts abdominaux, et on les réduirait dans le ventre ; les bouts appartenant au sac seraient fixés à la peau.

Au bout de quelques mois, on extirperait comme un lipôme la masse atrophiée d'intestin restée dans le sac.

On ferait dans la même séance la fermeture de l'anneau.

Traitement de l'épiploon. — Lorsque l'épiploon adhère au sac, il est indispensable de le libérer et d'en faire l'hémostase. Bien plus, il est indiqué, à l'exemple de Championnière, d'attirer de parti pris l'épiploon même non adhérent, et d'en réséquer tout ce qu'on en peut attirer au dehors.

Cette résection n'est cependant pas sans danger : car Socin et Leisrink ont cité plusieurs cas de mort par hémorrhagie, les ligatures de l'épiploon ayant glissé.

Lorsqu'on fait la ligature en masse de l'épiploon, le fil peut glisser (d'où hémorrhagie) ; en outre, le moignon très volumineux a grand'peine à franchir l'anneau, et les efforts qu'on y emploie contribuent encore à faire glisser la ligature.

Pour que le moignon ne soit pas trop volumineux, et pour que les ligatures ne glissent pas, il faut faire, à l'exemple de Championnière, de nombreuses ligatures enchaînées deux à deux (comme dans la figure 10); on réduira l'un après l'autre chacun des petits moignons partiels.

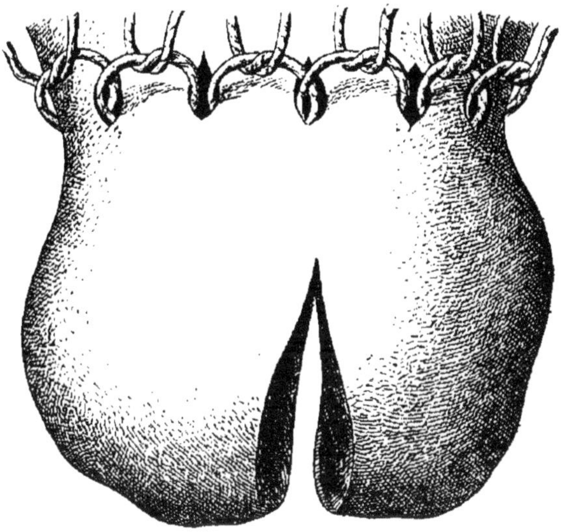

Fig. 10. — Fermeture du collet du sac par des ligatures enchaînées deux à deux (d'après Championnière).

Fermeture du collet du sac. — Nous avons déjà dit qu'il fallait réséquer le péritoine bien au-dessus de l'orifice interne de la hernie. On décollera donc le péritoine et on le fera descendre. On traversera alors le goulot du sac par une série de ligatures enchaînées deux à deux, comme il est représenté dans la figure ci-contre.

Fermeture du trajet herniaire. — Il faut, par une série de sutures en U, oblitérer tout le trajet herniaire, y compris les orifices péritonéal et cutané.

Lorsque l'orifice herniaire est trop large pour être oblitéré par des sutures, on peut l'oblitérer par l'un des procédés suivants : 1° En provoquant, à l'exemple de *Mac Burney*, la suppuration aseptique de la plaie.

A cet effet, cet auteur suture l'orifice herniaire à la peau, et panse à plat. J'ai obtenu un excellent résultat dans un cas de très grosse hernie inguinale avec anneau énorme en provoquant le bourgeonnement du trajet herniaire.

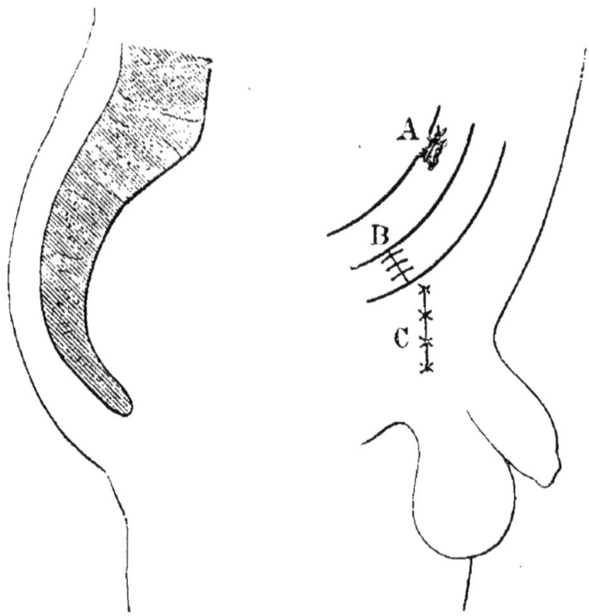

Fig. 11. — Schéma de la cure radicale de la hernie (d'après Championnière).
A. Collet du sac. — B. Suture de la paroi abdominale. — C. Suture de la peau.

2° *Championnière* obture les larges anneaux avec un ambeau de peau avivé sur la face épidermique et enroulé sur lui-même en cylindre.

3° *Ball* fait la torsion du sac, fixe le collet du sac ordu à la paroi, à l'aide de sutures, et résèque le sac.

4° On peut encore, à l'exemple de Wood, de Packard, fermer le trajet en y refoulant le sac invaginé.

5° Schwartz obture les anneaux avec un fragment d'un muscle voisin.

6° Poullet utilise un lambeau ostéo-périostique.

On donnera la préférence aux procédés de Mac-Burney, et de Championnière.

Drainage. — Malgré l'opinion de Championnière, nous considérons le drainage comme inutile dans les opérations de cure radicale. Il n'est indiqué, à notre avis, que lorsqu'on redoute des hémorrhagies en nappe ; dans ce cas, il convient de drainer la plaie avec une mèche iodoformée qui fait l'hémostase et assure en outre l'écoulement des liquides.

Port du bandage après l'opération. — Pour *Socin* et *Anderegg*, le port du bandage serait plutôt nuisible qu'utile après la cure radicale.

Championnière déclare qu'après une opération bien conduite, le bandage herniaire n'a que des inconvénients ; la pression violente aurait pour effet d'atrophier la paroi. Il fait porter à tous ses opérés une pelote douce fixée à une ceinture sans ressort : cette pelote ne s'applique pas sur la cicatrice, mais au-dessus de la région opérée qu'elle soutient indirectement.

Un bandage à pression très douce de Championnière est indiqué quand l'opération n'a pas été conduite régulièrement à cause de la proximité du gros intestin, quand la paroi est mince, quand l'anneau est très large, quand les malades se livrent à des travaux de force.

Mortalité de la cure radicale. — Entre les mains d'un chirurgien antiseptique et prudent, la cure radicale ne donne, pour ainsi dire, pas de mortalité. Anderegg accuse une mortalité de 2 ou 3 0/0 ; Bassini, sur 262 cas, n'a pas eu de mort. Championnière, sur 266 cas, ne compte que deux morts, l'une chez un malade opéré chez M. Guyon, qui mourut de congestion pulmonaire; l'autre malade mourut d'une occlusion intestinale; le chirurgien absent ne fut pas averti.

La mortalité dépend en général de l'âge des sujets, du volume et des adhérences des hernies. Les opérations sur les enfants au-dessous de cinq ans ont donné à Anderegg 10 0/0 de mortalité. Il faut également se défier des sujets âgés, surtout lorsqu'ils sont emphysémateux. Championnière professe que la cure radicale est absolument innocente de 6 à 40 ans, mais qu'après cette date, il faut être très prudent. Elle nous paraît absolument contre-indiquée à partir de 70 ans. Les petites hernies n'ont donné aucune mortalité à Anderegg, tandis que les grosses ont fourni l'énorme proportion de 30 % de morts.

Récidives. — *Anderegg* évalue la proportions des récidives à 30 ou 40 %.

Championnière, sur 100 malades revus, ne note que 14 récidives.

La récidive est favorisée par le volume de la hernie, l'âge avancé du sujet, les efforts, la toux, la musculature de la paroi abdominale.

La manière d'opérer a également une grande importance : la conservation de l'infundibulum péritonéal et l'oblitération insuffisante du trajet et des orifices favorisent le retour de la hernie.

La suppuration de la plaie provoque la désunion des sutures et une récidive fatale.

Les résultats les plus satisfaisants sont en rapport avec le jeune âge des sujets: Félizet, sur 100 cas d'opérations sur de très jeunes enfants, dont 50 au-dessous de 6 ans, n'accuse que deux récidives.

Le faible volume de la hernie, l'étroitesse des anneaux, la bonne musculature de la paroi, sont aussi de bonnes conditions.

La récidive s'observe aussi moins souvent chez les femmes pour les hernies inguinales et après les hernies étranglées, parce que les orifices herniaires sont particulièrements étroits dans ces conditions.

Précautions avant, pendant et après l'opération. — On doit purger le malade l'avant-veille de l'opération et le mettre au régime lacté exclusif jusqu'au jour de l'opération ; cette précaution présente les avantages suivants : 1° elle vide l'intestin complètement, ce qui est très important pour le cas où l'intestin serait blessé pendant l'opération ; 2° elle désinfecte l'intestin, évite la fièvre d'origine intestinale et diminue les chances de paralysie intestinale post-opératoires, qui sont souvent le résultat d'une septicémie intestinale.

Il faut aussi *désinfecter soigneusement la peau de la région ;* dans ce but, on fait prendre un grand bain au malade et on lui savonne la région à opérer qu'on recouvre d'un pansement humide à la solution phéniquée faible à 2,50 %.

Immédiatement avant l'opération, on savonne à nouveau le champ opératoire et on le lave à la solution phéniquée à 5 %.

On dispose, autour du champ opératoire, des compresses antiseptiques imbibées de solution phéniquée faible.

Nous n'insistons pas sur la désinfection des mains ni des instruments qui sont choses connues.

Les *sutures profondes* ont été faites avec la soie, les fils métalliques, le catgut, le crin de Florence. La soie a l'inconvénient de s'éliminer fréquemment, même lorsqu'elle est aseptique, et de provoquer des fistules intarissables lorsqu'elle a été infectée.

Le fil d'argent ou d'or est trop offensif et s'élimine

souvent. Le catgut employé pour la suture du trajet a l'inconvénient de se résorber trop rapidement, mais il est très avantageux pour les ligatures vasculaires. Nous donnons la préférence au crin de Florence pour les sutures profondes, car il est plus facile de l'obtenir aseptique que la soie, et il n'est pas offensif comme le fil d'argent.

Instrumentation. — On peut faire la cure radicale avec les instruments usuels (bistouri, pinces hémostatiques, deux pinces à disséquer avec et sans griffes, ciseaux ordinaires, aiguilles de Reverdin (droite et courbe), auxquels on joindra de petits ciseaux à strabisme.

Il sera bon d'avoir en réserve des aiguilles à sutures intestinales et de la soie fine, pour le cas improbable où l'intestin serait blessé ou déchiré.

Après l'opération, le malade sera mis au régime des liquides pendant les premiers huit jours, pour diminuer les inconvénients des fermentations intestinales.

Technique de la cure radicale de la hernie inguinale. — L'incision cutanée sera parallèle à la direction du canal crural; son milieu correspondra à l'anneau inguinal interne; elle mesurera 10 à 12 centimètres. S'il en est besoin on la prolongera sur le scrotum pour faciliter la dissection du sac. On incise d'emblée la paroi antérieure du canal inguinal dans toute sa hauteur. Le sac étant ouvert, l'intestin est réduit, l'épiploon réséqué et rentré ; on dissèque alors le sac avec des ciseaux ou bien en le dénudant avec une pince à disséquer, sans griffes.

Si le sac communique largement avec la vaginale, on en conservera la partie inférieure qu'on suturera pour former une vaginale close.

L'isolement du sac adhérent au cordon est presque toujours possible. En cas d'impossibilité, plutôt que de s'exposer à blesser le canal déférent et à compromettre la vitalité du testicule, il serait plus simple de réséquer les lambeaux flottants du sac et de détruire l'endothélium de la portion restante avec un badigeonnage à la teinture d'iode. — Dans ces conditions, on n'hésiterait pas à ouvrir largement le ventre pour fermer le collet par une suture en bourse.

Lorsque le testicule est ectopié, il est indiqué de libérer le cordon des adhérences qui le retiennent, de lui creuser une loge dans la peau du scrotum, de l'y descendre et de l'y fixer par des sutures. S'il était impossible d'abaisser le testicule, et si sa présence gênait la reconstitution du trajet, il faudrait se résigner à le supprimer.

Après avoir isolé le sac et fermé le collet par une suture en chaîne, placée le plus haut possible, on résèque le sac; il faut maintenant reconstituer le trajet inguinal. Il est très difficile d'exécuter exactement la technique de Bassini qui consiste à suturer à l'arcade crurale le fascia transversalis, les muscles transverse, petit oblique en arrière du cordon spermatique. Bassini, suture ensuite l'aponévrose du grand oblique, au devant du cordon. Je préfère suturer en masse au crin de Florence les muscles et aponévroses, en refoulant en bas le cordon spermatique.

Afin de supprimer autant que possible l'infundibulum qui amorce la récidive, Barker emploie le procédé suivant : il conserve deux chefs des ligatures du collet du sac et les passe d'arrière en avant à travers la paroi abdominale au-dessus de l'orifice interne du canal inguinal; il noue ces deux chefs en avant de la paroi, de cette façon l'infundibulum se trouve remplacé par une saillie.

Nous estimons que cette manière de faire constitue une complication inutile lorsqu'on a lié le collet suffisamment haut.

Nous avons déjà dit qu'en cas d'anneaux très larges, il convenait de les oblitérer soit avec le bouchon cutané de Championnière, soit en faisant bourgeonner la plaie (Mac Burney).

Cure radicale de la hernie crurale. — La cure radicale de la hernie crurale ne présente qu'un point spécial à développer : à savoir quels sont les meilleurs procédés pour oblitérer l'anneau crural. En effet, cet anneau limité par l'arcade crurale, le pubis et la veine fémorale, est à bords rigides et il est difficile de l'oblitérer d'une manière absolument complète.

Le procédé le plus simple, mais aussi le plus insuffisant, consiste à placer des sutures dans un plan antéro-postérieur, comprenant en même temps l'arcade crurale et l'aponévrose du pectiné ; mais au-dessus de ces sutures il persiste un infundibulum pariétal qui facilite la récidive.

Fabricius, Ruggi (1894), ont, chacun de leur côté, imaginé un procédé qui consiste essentiellement à inciser l'abdomen parallèlement à l'arcade crurale ; après avoir excisé le sac et lié son collet, on ferme l'anneau crural par l'abdomen, en réunissant l'aponévrose du pectiné à l'arcade crurale. Pour faciliter le rapprochement de ces deux parties, Fabricius recommande de désinsérer l'arcade crurale du pubis sur une longueur convenable.

Tuffier a employé avec succès le procédé de Ruggi. Ce procédé fait disparaître complètement l'infundibulum pariétal.

Hackenbruch a imaginé d'oblitérer l'anneau crural au moyen d'un fragment d'os emprunté à la branche horizontale du pubis.

Schwartz obture le trajet avec un fragment de muscle emprunté au pectiné.

Cure radicale de la hernie ombilicale. Cure radicale des hernies embryonnaires. — La cure radicale de la hernie ombilicale peut être une opération d'urgence chez les nouveau-nés, quand on a affaire à la hernie embryonnaire dont les enveloppes ne sont formées que par la membrane de Rathke. La rupture de cette membrane fragile étant imminente, il importe d'y remédier le plus tôt possible. La seule contre-indication à l'opération serait une hernie tellement volumineuse que le rapprochement par la suture des bords de l'orifice fût impossible.

L'opération consistera à inciser le sac, à réduire son contenu, à exciser ce même sac et à suturer à trois étages (Berger) les bords de l'orifice puis la peau.

Cure radicale des hernies ombilicales de l'adulte. Fermeture de l'anneau ombilical. — La suture simple de l'anneau, sans avivement préalable, est de plus en plus abandonnée.

On fait l'avivement de plusieurs manières :

1° *Par dédoublement : Tait-Sänger ;*

2° *Par omphalectomie partielle ;*

3° *Par omphalectomie totale ;*

4° *Par le procédé de Dauriac.*

1° *Dédoublement de Tait-Sänger.* — Ces auteurs incisent l'anneau ombilical et le clivent en deux lames postérieure et antérieure. La première est suturée avec celle de la lèvre opposée, de manière à former une crête saillante dans l'abdomen.

Les lames antérieures suturées à elles-mêmes forment une crête saillante sous la peau.

2° *L'omphalectomie partielle ou avivement*, consiste dans une résection économique de l'anneau ombilical n'ouvrant pas la gaine des muscles droits, destinée à faciliter sa réunion par des sutures.

3° *Omphalectomie totale.* — L'Omphalectomie totale consiste dans une résection large de l'ombilic qui ouvre la gaine des muscles droits, on suture alors à plusieurs étages les parois de la gaine des droits et les muscles eux-mêmes (Condamin, Quénu).

4° *Procédé de Dauriac.* — Ce procédé combine l'omphalectomie totale à l'entre-croisement des muscles droits.

L'opération doit être conduite de la manière suivante : on circonscrit le pédicule de la hernie par une incision elliptique de la peau. On incise ensuite la gaine des muscles droits, on les décolle, on les récline ; on attaque ensuite la paroi postérieure de cette même gaine, et on exécute sur le péritoine et sur les parties fibreuses la même incision elliptique que sur la peau. – Le contenu de la hernie est réduit, l'épiploon est réséqué, lié, réduit, le sac et l'ombilic sont enlevés définitivement.

On mobilise alors les muscles droits et on en rapproche au contact les bords internes par des sutures qu'on place à la partie supérieure et à la partie inférieure de la plaie.

On taille alors sur chaque muscle droit une bandelette dont l'extrémité inférieure reste adhérente et dont l'extrémité supérieure est libre, flottante; on entre-croise alors les deux bandelettes et on suture l'extrémité supérieure de chacune d'elles au muscle droit du côté opposé.

L'entre-croisement des bandelettes laisse persister de chaque côté de la ligne médiane un espace triangulaire qui pourrait exposer au retour de la hernie ; on ferme ces espaces par des sutures tra-

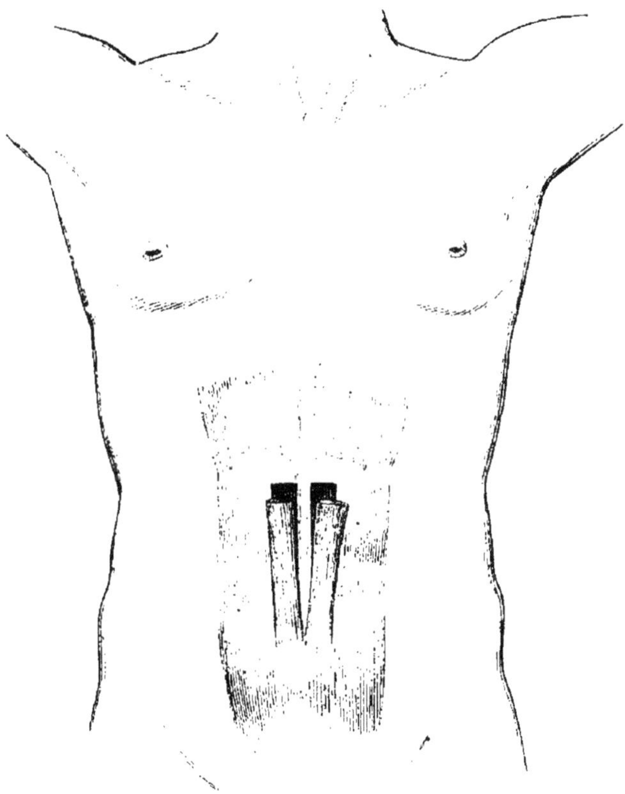

Fig. 12. — Procédé de Dauriac : Premier temps.

versant à la fois les deux muscles et les bandelettes entre-croisées.

Quoique ce procédé soit trop récent pour que sa valeur définitive soit établie, nous le croyons très recommandable.

L'omphalectomie totale doit être réservée exclusivement aux orifices peu larges, à moins que les parois abdominales ne soient très flasques et ne permettent le rapprochement des bords à suture.

Dans une observation récente Pernice n'a pu faire

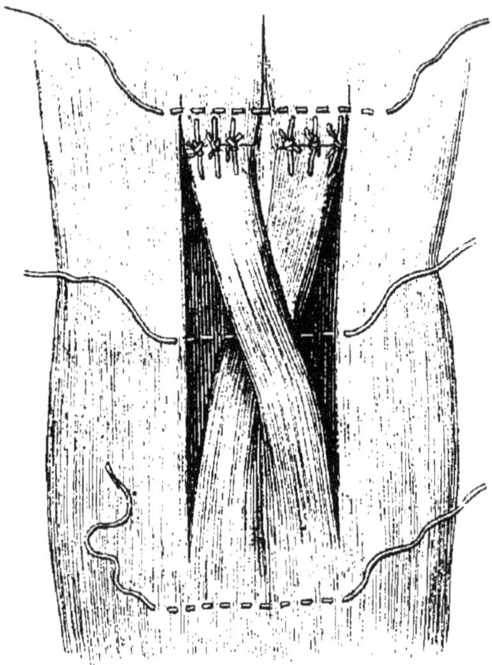

Fig. 13. — Procédé de Dauriac : Deuxième temps.

la suture à étages après omphalectomie totale, à cause de la largeur de l'orifice. Il a été obligé de faire des sutures en masse de la paroi au fil d'argent. Le rapprochement des parties n'a été effectué qu'avec une tension considérable des fils. Le malade a succombé à des accidents d'embolie.

B. Traitement des hernies étranglées.

Le traitement des hernies étranglées se réduit

au taxis et à la kélotomie; le taxis consiste à faire rentrer la hernie par des pressions manuelles; dans la kélotomie on incise le sac, on débride le collet et on réduit l'intestin lorsqu'il est sain.

On faisait autrefois du taxis forcé, avec Amussat et Lisfranc; Gosselin en réduisit considérablement la durée et l'énergie ; actuellement tous les chirurgiens réduisent la durée du taxis à quelques minutes, M. Berger exige que le taxis soit très court et seulement sous chloroforme.

A mon avis le taxis doit être absolument proscrit de la thérapeutique chirurgicale.

Bénignité apparente du taxis. — On l'a conservé jusqu'ici à cause de sa grande bénignité apparente ; d'après les chiffres de Gosselin, Lange, Tscherning, la mortalité du taxis oscillerait entre 4 et 8 %, tandis que celle de la kélotomie monterait à 48 % (Lange), 36 % (Schmidt), 29 % (Tscherning), 14 % (Hagedorn), 12 % (Socin).

Mais ces chiffres ne peuvent trancher la question que si on distingue les cas.

Prenons dans la statistique d'Hagedorn tous les cas où l'intestin grêle est manifestement sain, et nous trouvons une mortalité de 0 à 4 %, égale aux meilleures statistiques du taxis.

D'ailleurs, on ne tient pas compte de ceci, que la mortalité de la kélotomie se trouve aggravée de toutes les brutalités du taxis, tandis que la mortalité du taxis se trouve allégée de tous les cas pour lesquels l'échec du taxis nécessite la kélotomie, qui en meurent, et dont on inscrit la mort au passif de la kélotomie.

Il faudrait une statistique qui indiquât dans quelles

proportions le taxis échoue, et quels sont parmi les morts, après taxis et kélotomie, ceux dont le décès a été causé par un taxis brutal ou simplement impuissant. Malheureusement une pareille statistique n'exsiste pas et ne peut être dressée, car il est difficile de prouver exactement la responsabilité du taxis en pareille occasion.

Quoi qu'il en soit, nous savons que la kélotomie antiseptique est absolument bénigne par elle-même, au même titre que la cure radicale, opération identique, dont la mortalité varie de 0 à 3 °/₀; et que, d'autre part, le taxis est fort dangereux par lui-même.

Brutalité du taxis. — Les lésions constatées par la kélotomie sont bien différentes, selon que le taxis a été ou n'a pas été pratiqué; dans le premier cas on trouve des ecchymoses considérables autour du sac, tandis qu'en l'absence du taxis ces ecchymoses manquent constamment.

Dans le sac, on trouve, après taxis, un liquide très abondant et mélangé de sang, ce qui ne s'observe guère en l'absence du taxis; les lésions intestinales sont aussi très accentuées par le taxis; mais il est difficile de faire la part des lésions de l'étranglement et de celles dues aux manœuvres externes de réduction.

On peut donc dire que le taxis aggrave les hernies qu'il ne réduit pas.

Fausses réductions. — Il présente, en outre, des inconvénients très graves, en ce sens qu'il expose aux fausses réductions; il fait perdre un temps précieux quand une occlusion coexiste avec une hernie; enfin il réduit parfois des anses perforées ou gangrenées.

On connaît bien, maintenant, les réductions incomplètes dans lesquelles l'intestin fuit dans la partie supérieure d'un sac, sans rentrer dans le ventre; les réductions en masse du sac contenant l'intestin soit sous le péritoine, soit dans l'épaisseur des parois abdominales; la réduction apparente dans un sac propéritonéal; le refoulement de l'intestin à travers une déchirure du sac; et, enfin, la réduction de l'intestin dans le ventre avec le collet qui s'est séparé du sac.

J'ai cité l'an dernier (1894), à la Société de chirurgie, un fait personnel de fausse réduction; il s'agissait d'un homme de 50 ans, pour lequel je fus appelé d'urgence dans le service de M. Schwartz, pour une hernie inguinale droite, déjà réduite en ville, mais qui était sortie de nouveau.

Je trouvai une hernie molle et peu tendue, de telle sorte que je me décidai à faire du taxis sans chloroforme; avec une pression insignifiante, l'intestin gargouilla, puis la réduction se fit, facile et complète, avec une netteté telle que je n'eus pas la moindre arrière-pensée. Un spica fut appliqué. Le lendemain, les vomissements ayant continué, M. Rieffel trouva la hernie reproduite, et opéra. Il trouva un étranglement serré et une anse gangrenée.

Il établit un anus contre nature, mais le malade mourut au bout d'une dizaine de jours.

Il est probable que j'ai eu affaire à une hernie propéritonéale, et que j'ai réduit l'intestin dans un sac intra-abdominal. Quoi qu'il en soit, cet homme aurait eu plus de chances de guérir si je n'avais pas fait de taxis.

Coexistence d'occlusion. — La hernie peut s'accompagner d'occlusion intestinale, soit dans le sac, soit dans l'abdomen, et on comprend que le taxis fasse perdre un temps précieux.

Réduction d'anses perforées. — Gosselin, Mollière, Forgue, Berger ont cité des faits très intéressants de mort par péritonite après taxis; dans le cas de M. Gosselin, l'étranglement ne datait que de 9 heures. D'ailleurs, tous les cas de mort des statistiques de taxis se rapportent à des faits analogues.

On conclura avec nous que le taxis est une manœuvre ordinairement impuissante, toujours brutale et aveugle, et certainement plus dangereuse qu'une kélotomie prudente et antiseptique; *on s'abstiendra donc de faire le taxis dans toutes les circonstances possibles.*

Cette proscription ne s'adresse qu'au chirurgien ou au praticien, dans des conditions normales.

Il est clair qu'en cas d'impossibilité majeure de faire la kélotomie, on fera le taxis de nécessité. Nous rappelons que, pour faire le taxis, le chirurgien saisit d'une main le pédicule de la hernie et l'effile légèrement. Avec l'autre main il comprime, non pas le fond du sac, mais ses parois latérales, afin d'éviter la réduction en masse du sac.

Les pressions seront faites, autant que possible, sous chloroforme et ne dureront pas plus de quelques minutes.

De la kélotomie.

a) **Indications de la kélotomie.** — La kélotomie est formellement indiqué pour toutes les hernies étranglées, ou seulement tendues et douloureuses qui sont ordinairement réductibles quel que soit leur volume.

Lorsque les hernies sont adhérentes et de faible volume, la kélotomie s'impose encore. En est-il de même pour les grosses hernies constamment irréductibles? On se contentait autrefois de prescrire des bains, des purgatifs, des cataplasmes, de faire le taxis pour faire cesser les phénomènes douloureux; actuellement on conseille de faire partout et toujours la kélotomie. J'estime que cette doctrine est excellente pour les hernies qui n'ont pas perdu droit de domicile de par leur volume; mais, à mon avis, elle est exagérée pour celles irréductibles par excès de volume.

En pareil cas il ne faut pas se dissimuler que l'opération est très grave; elle est très longue, très difficile à conduire; on ne se reconnaît guère dans ces vieux sacs ombilicaux où l'intestin, l'épiploon, la graisse péri-herniaire sont adhérents, fusionnés, dans une complication inextricable. La réduction de la hernie sera toujours impossible, et la levée de l'obstacle ne sera guère qu'exceptionnellement réalisée. Le plus souvent on refermera la plaie sans avoir rien fait d'utile, mais après avoir produit des désordres mortels.

En pareil cas, je pense qu'il ne faut pas tant se presser d'intervenir dans ces grosses hernies irréductibles par excès de volume. On utilisera d'abord la thérapeutique ancienne, bains, glace, purgatifs, mais sans perdre de temps; au bout de quelques heures la question est jugée, et si la thérapeutique médicale n'a rien donné, on interviendra.

L'opération devra être conduite de la manière suivante : Rechercher l'obstacle rapidement, sans s'y attarder; le supprimer si c'est possible sans grands délabrements; en cas contraire, pratiquer immédiatement l'entéro-anastomose (avec le bouton de Murphy ou avec la gouttière anastomotique) entre l'anse qui entre et celle qui sort du sac.

Entre le sac et l'anastomose on placera sur chaque anse une ligature peu serrée à la gaze iodoformée pour empêcher les matières d'arriver jusqu'au sac.

Toutes ces manœuvres pourront se faire le plus souvent à l'entrée du sac ; en cas contraire on débriderait suffisamment la paroi pour atteindre les anses dans le ventre.

On drainera le sac avec une mèche de gaze aseptique et on bourrera en outre l'anneau herniaire avec d'autres morceaux de gaze pour empêcher l'infection du péritoine. La peau sera suturée en ménageant le passage des mèches.

B Technique de la kélotomie.

Anesthésie. — La kélotomie s'exécute généralement avec le *chloroforme ;* nous ne saurions assez recommander l'*éther* pour les malades affaiblis par un étranglement datant de plusieurs jours : tandis que le chloroforme produit ou augmente le shock, l'éther améliore l'état général des malades (1).

On peut encore faire l'opération à la cocaïne ou avec des pulvérisations d'éther. Chez des sujets âgés et peu nerveux, il est facile d'opérer sans aucune anesthésie préalable.

Incision cutanée. — L'incision cutanée sera verticale pour les hernies ombilicale et crurale ; oblique comme le trajet inguinal pour les hernies inguinales.

Le milieu de l'incision correspondra à l'orifice abdominal du trajet herniaire.

Il est bon de conserver l'ancienne pratique du pli à la peau pour l'incision cutanée. Le pli est le plus grand possible et perpendiculaire à la direction de l'incision cutanée ; on le transfixe à sa base avec le bistouri et on le coupe rapidement.

Cette manœuvre rapide est indispensable pour les

(1) Nous avons depuis peu renoncé à l'éther à cause des dangers de congestion pulmonaire provoquée par cet agent.

malades non anesthésiés, car il est difficile de bien tendre la peau à la surface de la tumeur avant de la couper.

Isolement du sac. — Après avoir traversé la peau et le tissu sous-cutané, on arrivera sur la tumeur; au lieu de l'inciser d'emblée, je conseille (à l'exemple de Busch, de Mollière) de l'isoler rapidement avec les doigts dans toute son étendue, sur toute sa circonférence, jusqu'à l'anneau herniaire; ce sera autant de fait pour la cure radicale qui doit suivre l'opération.

Incision du sac. — On incise alors le sac herniaire; cette manœuvre doit être conduite avec beaucoup de prudence; on fera un pli avec la pince à griffe, et on incisera avec le bistouri comme si on voulait dédoubler, cliver la paroi du sac. Quand le sac est ouvert, on voit s'écouler une grande quantité de liquide, et on reconnaît l'épiploon et l'intestin. Mais, bien souvent, les choses ne se passent pas aussi simplement, surtout à la région crurale où on trouve des kystes préherniaires, des kystes sacculaires qui ressemblent au sac, de la graisse préherniaire analogue d'aspect à l'épiploon.

On rencontre aussi des hernies sans sac du cæcum ou de la vessie, qui exposent à la blessure de ces organes. Enfin, certaines hernies cæcales et vésicales ont un sac partiel refoulé sur un des côtés de la tumeur.

Dans certaines hernies, dites sèches, il n'y a pas de liquide; l'intestin est en contact immédiat avec le sac; parfois même, il lui est uni par des adhérences plus ou moins résistantes.

Pour toutes ces raisons, il est souvent très difficile de savoir si l'on est dans le sac et si on a l'intestin devant soi; *Maisonneuve* a dit : « Toutes les fois que l'on doute, ce n'est pas l'intestin »; cela n'est vrai que lorsque l'intestin n'est pas adhérent au sac, car alors le diagnostic immédiat est impossible.

Lorsqu'en incisant ce qu'on croit être un sac, on constate que l'incision saigne énormément, il s'agit presque toujours de l'intestin; on s'arrêtera donc avant d'avoir ouvert cet organe.

Lavage du sac. — Quand on est certain d'être dans le sac, il faut, sans tarder, le laver largement avec un liquide antiseptique, car la sérosité du sac paraît contenir des bactéries, même lorsque l'intestin n'est pas sphacélé.

Débridement. — Il existe deux procédés pour débrider: l'un de dedans en dehors (débridement interne), l'autre de dehors en dedans (débridement externe).

Le débridement interne s'exécute, soit avec le bistouri Cooper que je rejette complètement, soit

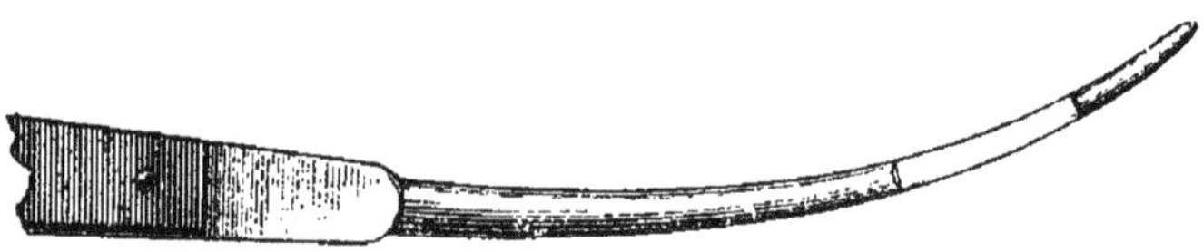

Fig. 14. — Bistouri de Cooper (à rejeter.)

plutôt avec un bistouri boutonné, un peu étroit de lame.

On introduit l'index gauche jusqu'au collet du sac, et on introduit l'ongle entre le collet et l'intestin; ce dernier répond à la pulpe du doigt. On glisse alors sur l'ongle du doigt le bistouri boutonné, on l'introduit à plat sous le collet, puis on tourne le tranchant contre le collet et on le sectionne à petits coups; on fait de petits débridements multiples jusqu'à ce que l'extrémité de l'index pénètre à travers le collet; on agrandit encore l'orifice en l'écartant au moyen d'un instrument mousse (ciseaux fermés) qu'on introduit dans l'orifice et qu'on tient à deux mains pour presser avec plus de force contre l'anneau herniaire.

Le débridement interne doit chercher à éviter les vaisseaux; à la région crurale on le fera en bas et en dedans pour épargner la veine fémorale et le cercle artériel anastomotique antérieur; à la région inguinale, on évitera l'épigastrique en débridant directement en haut; à l'ombilic, on songera à la veine ombilicale.

Le débridement interne expose à la blessure des vaisseaux (anomalies) et à la déchirure du mésentère ou de l'intestin refoulés par l'extrémité du bistouri boutonné.

Débridement externe. — Le débridement externe, préconisé par Ashton Key, Championnière, Berger, consiste à sectionner l'agent d'étranglement de dehors en dedans; on incise l'anneau herniaire puis le collet du sac avec précaution, de dehors en dedans avec la pince à disséquer et le bistouri manié avec prudence. Ce procédé a l'avantage de permettre une hémostase facile et parfaite, et d'éviter les lésions du mésentère et de l'intestin.

Il est formellement indiqué à la région inguinale, où il importe d'éviter, à coup sûr, l'épigastrique, ou du moins de la pincer facilement; dans cette même région, le débridement externe permettra de mieux constater les collets multiples, les diverticules herniaires qui perpétuent l'étranglement malgré un débridement très réel.

A la région ombilicale, l'étranglement ne se fait pas ordinairement par l'anneau ni par le collet; il s'agit presque toujours d'une occlusion dans un sac herniaire; aussi le débridement externe est-il inutile.

Dans la région crurale, le débridement externe a l'inconvénient de sectionner l'arcade crurale, qui souvent ne se réunit pas malgré les sutures : il en résulte une grosse éventration, qu'il vaut mieux éviter en employant le débridement interne.

Exploration de l'abdomen. — Lorsque l'intestin est manifestement sain, on le réduit dans le ventre; il est indispensable de ne pas négliger d'explorer l'abdomen avec l'index introduit le plus haut possible. Cette exploration révélera parfois la présence d'un sac propéritonéal, de brides auxquels il faudra remédier immédiatement.

Cure radicale. — On terminera l'opération de la kélotomie par la cure radicale de la hernie qui s'exécute de la même façon qu'en dehors de l'étranglement.

Conduite à tenir lorsque l'intestin est altéré

Les altérations de l'intestin sont : les unes sans importance, les autres excessivement graves; dans d'autres cas, il est difficile de porter un pronostic exact sur les chances de perforation ultérieure.

Lorsque l'intestin est congestionné, violacé, presque noir, il n'y a pas à s'inquiéter si la couleur de la tache se modifie à l'air ou au contact de l'eau chaude. On pourra donc réduire ces intestins sans inconvénient.

La gangrène intestinale est fatale et certaine avec des taches café au lait, quand l'anse a la couleur noire intense du charbon, quand elle porte des plaques vertes ou couleur bronze; je ne parle pas, bien entendu, des cas où l'anse est perforée et où l'impossibilité de réduire saute aux yeux.

Dans certains cas, on est très embarrassé pour savoir si on doit réduire : il s'agit, soit d'un amincissement considérable de l'intestin au niveau du sillon d'étranglement, soit d'un épanchement sanguin sous-séreux sur le point de se rompre, soit de taches opaques, noires ou brunes mal caractérisées.

Toutes les fois qu'on a un doute sur la possibilité d'une perforation, il convient de se comporter comme si la perforation était un fait accompli, c'est-à-dire qu'on enterrera le point douteux sous une suture à deux étages ; on laissera ensuite l'anse au dehors pour plus de sûreté.

Si l'anse tout entière est douteuse, on la maintiendra hors de l'anneau, entre deux couches de gaze iodoformée. Au bout de 48 heures la question sera jugée : ou bien l'intestin sera perforé et on laissera les choses en l'état jusqu'à ce qu'on intervienne contre la fistule stercorale, ou bien l'anse sera restée saine ; dans cette hypothèse, on décollera avec le doigt, les adhérences récentes, on refoulera l'anse dans le ventre et on réalisera la fermeture du collet et de l'anneau.

La kélotomie sans réduction me paraît beaucoup plus simple que l'entéro-anastomose préconisée par Helferich ; cette pratique n'empêche nullement la perforation, elle est aussi longue à exécuter qu'une suture circulaire, et il faut, en cas de perforation, oblitérer ensuite la fistule qui en est la conséquence.

Traitement de la gangrène herniaire.

La gangrène herniaire est partielle ou totale.

Les plaques de gangrène partielle sont petites, longues ou larges.

Les plaques petites seront enterrées sous un double étage séro-séreux.

Les plaques longues seront enfouies au fond d'un sillon, fixé par un double étage de sutures, (procédé de l'invagination latérale ou de l'enfouissement, de Daviers, Boeckel, Martinet).

Les plaques larges sont fréquemment traitées par la résection intestinale suivie d'anus contre nature

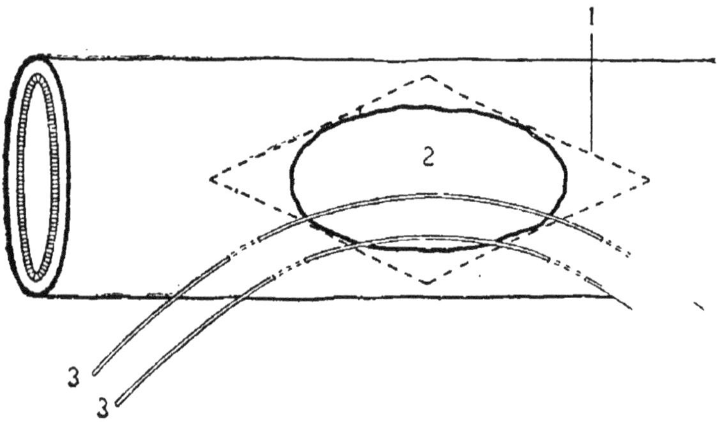

Fig. 15. — Excision losangique appliquée aux plaques de sphacèle.
1, Tracé de l'excision. — 2, plaque gangrenée. — 3, Sutures.

ou suture hermétique; on peut les traiter plus économiquement par l'excision losangique, qui consiste à réséquer un losange d'intestin comprenant l'endroit de la perforation. On suture ensuite les bords contigus du losange; on oblitère ainsi la solution de continuité, tout en ménageant une large communication entre les deux bouts.

Lorsque la gangrène est massive, on peut, ou bien laisser l'anse au dehors sans l'ouvrir, ou bien l'inciser sur son bord convexe, ou enfin la réséquer.

Le maintien de l'anse au dehors sans l'ouvrir n'a

qu'un avantage, celui d'abréger l'opération; elle a l'inconvénient de laisser au voisinage de l'abdomen un foyer redoutable d'infection. L'anus contre nature qui en résulte est en outre difficilement accessible pour les manœuvres d'occlusion ultérieure.

L'ouverture de l'anse sur son bord convexe n'a aucun avantage; elle a en revanche les mêmes inconvénients que la non-réduction simple, auquel s'ajoute l'inondation précoce du champ opératoire par les matières.

La résection débarrasse l'organisme d'un tissu sphacé et permet d'établir un anus contre nature régulier ou d'exécuter une suture intestinale. C'est donc à la résection qu'on aura recours comme méthode générale.

La résection étant faite, comment convient-il de traiter les deux bouts d'intestin?

Doit-on les suturer à la peau en anus contre nature, ou bien doit-on faire une suture circulaire pour guérird'un seul coup le malade? Les deux méthodes ont chacune leurs partisans. En 1894 j'ai défendu la résection à la Société de Chirurgie contre la majorité de mes collègues; en Allemagne, Riedel et Poulsen sont les partisans exclusifs de l'anus contre nature, tandis que Czerny, Kocher, Hagedorn, Hahn, et Mikulicz font tantôt l'anus et tantôt la suture selon les cas; enfin, Kœnig et Riedel préconisent la méthode mixte de Boyer, ils font d'abord l'anus contre nature, et ils exécutent la suture le lendemain ou le surlendemain.

Avantages et inconvénients de l'anus contre nature. — L'établissement de l'anus contre nature est une opération des plus simples, que tout praticien peut faire avec quelques instruments usuels; l'opération est courte, elle ne fatigue pas le patient; elle présente l'avantage considérable de vider rapidement le bout supérieur dont les produits contribuent à empoisonner l'organisme ; enfin, elle remédie dans une certaine mesure à la paralysie intestinale qu'on observe souvent après la kélotomie.

Mais l'anus contre nature n'a pas que des avantages; il comporte l'écoulement des matières, lequel occasionne fréquemment un phlegmon grave qui peut infecter le péritoine; d'autre part, les malades meurent souvent d'épuisement occasionné par la déperdition excessive des matières.

J'ai fait 7 anus coutre nature avec 1 guérison et 6 morts; 4 malades sont morts rapidement de collapsus (57 0/0 de mortalité inévitable), 2 autres moururent tardivement de phlegmon herniaire et d'épuisement, soit un minimum de 28 0/0 de mortalité due au procédé lui-même.

Enfin la mortalité de l'anus contre nature varie de 70 à 90 0/0, et elle paraît plus forte que celle de la suture intestinale.

Quand le malade a échappé aux premiers accidents, il est obligé de supporter pendant des semaines ou des mois l'écoulement des matières, dont il ne peut guérir qu'au moyen d'opérations graves et répétées.

Avantages et inconvénients de la suture intestinale. — La suture intestinale, à l'inverse de l'anus contre nature, guérit les malades en une seule séance; le patient n'est pas exposé au phlegmon herniaire, ni à l'épuisement par inanition, ni à l'écoulement permanent des matières, ni aux opérations ultérieures.

La mortalité de cette opération, à en croire les statistiques, serait moins grave que celle de l'anus contre nature; c'est ainsi que la statistique de Mikulicz nous fournit 64 cas avec 50 0/0 de mort; mais il y a là un trompe-l'œil, en ce sens que l'on réserve ordinairement les bons cas à la suture, et les mauvais à l'anus contre nature; en outre, on résèque et suture souvent les intestins qui ne sont pas gangrenés, mais seulement sur le point de se perforer mécaniquement, ce qui améliore la statistique des sutures.

Il y a cette grande différence entre l'anus contre nature et la suture, c'est qu'on ne peut perfectionner ni simplifier la première opération, tandis que la seconde améliore chaque jour sa technique, soit qu'on emploie les procédés modernes de suture, ou le bouton de Murphy, ou ma gouttière anastomotique.

Dans une statistique récente de Murphy, sur 12 résections pour hernie gangrenée suivies de réunion avec le bouton de Murphy, on compte 10 guérisons et 2 morts.

Il ne faudrait pas compter pour l'avenir sur des résultats comme ceux-là; il s'agit là d'observations isolées, et non de séries appartenant au même chirurgien.

Jamais nous ne supprimerons la septicémie qui résulte de la pénétration dans le sang du coli-bacille, et nous aurons toujours de ce fait une mortalité considérable, qu'on peut évaluer à 50 ou 60 0/0; mais la suture nous fera bénéficier de tous les cas que l'anus contre nature tue par inanition ou par phlegmon stercoral, et les malades que nous guérirons n'auront pas à supporter l'infirmité de l'écoulement stercoral ni les opérations nécessaires pour le supprimer.

Avec le bouton de Murphy et ma gouttière anastomotique, l'opération peut être mise entre les mains de tous les praticiens.

Pour la technique de l'anus contre nature et des sutures intestinales, on se reportera au chapitre de médecine opératoire.

ANUS CONTRE NATURE

Traitement des Anus contre nature et des fistules stercorales.

L'anus contre nature consiste dans l'ouverture à la paroi abdominale de deux bouts d'intestin, après la destruction de l'anse qui les réunissait. La cloison formée par leurs parois contiguës se termine par un bord tranchant appelé éperon. C'est cette cloison et cet éperon qui empêchent le passage des matières d'un bout dans l'autre, et que le chirurgien doit d'abord détruire avant de songer à oblitérer l'orifice anormal.

La fistule stercorale est constituée par une solution de continuité n'occupant qu'une faible portion de la circonférence d'une anse intestinale.

Dans l'anus proprement dit, la totalité des matières s'écoule par l'orifice anormal, et les selles sont supprimées complètement; dans la fistule, les selles existent, et leur abondance est en raison inverse de l'écoulement par l'orifice anormal.

Le traitement classique des anus contre nature consiste à les transformer en fistule stercorale par destruction de l'éperon. On ferme ensuite la fistule par des sutures.

Je rappellerai d'abord quelques particularités intéressantes de l'anatomie pathologique des anus contre nature.

L'anus établi chirurgicalement par suture des deux bouts à la paroi, présente un éperon à fleur de peau auquel fait suite une cloison mince et longue.

L'anus établi spontanément par gangrène herniaire non opérée présente un orifice cutané déprimé, étroit; l'éperon est caché au fond d'un trajet de 1 à plusieurs centimètres. L'éperon est, le plus souvent, court et divergent; de là, deux dangers : le premier consiste dans la déchirure possible de l'intestin, si l'on engage trop profondément l'entérotome pour ramener au contact des parois trop éloignées; le second, dans le pincement possible d'une anse saine, interposée entre les deux bouts divergents.

Parfois, l'éperon est inaccessible au fond d'un trajet très long.

D'autres fois, il est épaissi par interposition entre les deux bouts, du mésentère ou de l'épiploon épaissi. J'ai vu un anus contre nature consécutif à une cure de hernie malheureuse, dans lequel les deux bouts étaient séparés par un espace de 5 à 6 centimètres.

Les deux bouts présentent aussi des lésions intéressantes : le bout supérieur est généralement dilaté et épaissi, mais ses parois sont friables et se déchirent facilement. Le bout inférieur est aminci, friable et diminué de volume; parfois même, il est complètement oblitéré au voisinage de l'éperon. En pareil cas, l'intestin s'atrophie, prend le volume du petit doigt, et s'amincit au point de ne pouvoir porter des sutures non perforantes. J'ai saisi sur le fait le mécanisme de cette oblitération sur deux malades de M. Polaillon, chez lesquels l'anneau crural, très étroit, comprimait le bout inférieur; la muqueuse de ce dernier étant ulcérée ou desquammée ;

on conçoit que la soudure des parois ait eu lieu.

Lorque l'anus contre nature est consécutif à une hernie gangrenée, il n'est pas rare que l'infection du péritoine se traduise par de petits abcès à la surface des anses intestinales, surtout au niveau des deux bouts fixés à la paroi. On observe aussi de gros abcès de la paroi abdominale consécutifs au phlegmon stercoral qui succède à l'anus contre nature des hernies gangrenées. Ces lésions suppuratives ne disparaissent complètement qu'au bout de deux ou trois mois; aussi convient il d'attendre ce terme avant de tenter une opération quelconque.

Traitement médical.

On a renoncé définitivement à la diète (Lapeyronie), aux purgatifs alternant avec l'opium (Trélat).

Ces moyens sont absolument impuissants à guérir un véritable anus contre nature ou une fistule stercorale tapissée de muqueuse dans toute son étendue.

Le traitement médical ne réussit que dans les cas qui guérissent tout seuls. Les fistules stercorales non tapissées de muqueuses, à trajet long et étroit, guérissent ordinairement seules. Certains anus vrais peuvent à la rigueur guérir spontanément par la rétraction du mésentère qui, peu à peu, efface l'éperon, ce qui permet aux matières de passer dans le bout inférieur; mais cette éventualité est tellement exceptionnelle qu'il vaut mieux n'en pas tenir compte.

Le traitement médical consistera donc dans certaines précautions hygiéniques en attendant le moment d'opérer.

On relèvera les forces du malade par une nourriture abondante, des injections alimentaires dans le bout inférieur, et des lavements alimentaires par l'anus.

On soignera antiseptiquement le phlegmon stercoral qui se développe fréquemment.

On évitera l'érythème et l'excoriation de la peau par des onctions de vaseline boriquée qu'on saupoudrera de talc ou d'amidon.

Un pansement compressif restreindra, si possible, l'abondance de l'écoulement.

Traitement chirurgical.

A. Traitement des fistules stercorales.

On a renoncé depuis longtemps aux procédés qui consistent à suturer la peau sans toucher à l'intestin, et dans lesquels les sutures baignées largement par les matières échouent constamment.

Parmi les procédés qui s'attaquent directement à l'intestin, nous éliminerons immédiatement les anciens procédés de cautérisation, ainsi que celui de Denonvilliers, dans lequel on dissèque et suture la muqueuse rebroussée; cette membrane est en effet trop friable pour que les sutures tiennent; aussi cette méthode échoue-t-elle presque constamment.

L'*entérorrhaphie latérale* consiste à disséquer l'intestin de la paroi et à adosser les parois intestinales par la suture de Lembert.

Malgaigne ne faisait qu'un décollement de quelques millimètres, afin de ne pas ouvrir le péritoine. Czerny et Trélat ouvraient systématiquement le péritoine, afin de faire porter les sutures sur un péritoine sain.

Ces deux pratiques ont chacune leurs inconvénients; en effet, dans le procédé de Malgaigne, les parois intestinales insuffisamment libérées ne vien-

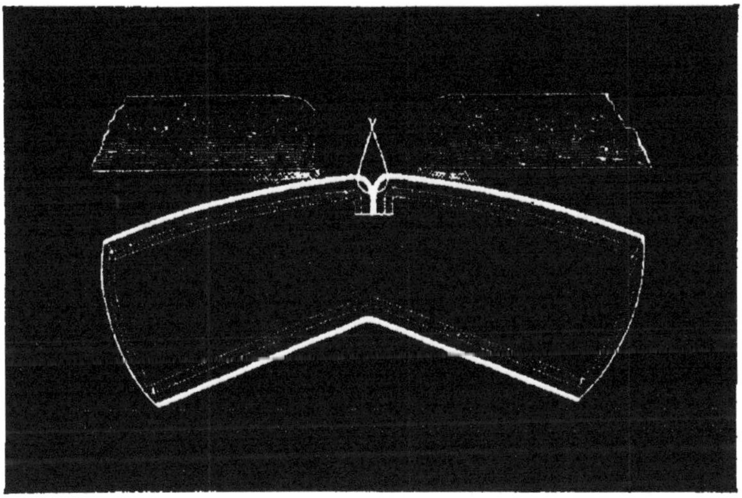

Fig. 16. — Procédé de Malgaigne. Suture séro-séreuse.

nent que très difficilement au contact; les sutures tiraillées coupent les tissus et échouent.

D'autre part, il est excessif d'ouvrir systématiquement le péritoine quand on peut faire autrement.

Ma formule est la suivante : libérer largement l'intestin, sans s'occuper du péritoine, de façon qu'on puisse placer deux étages de sutures séro-séreuses non tendues.

L'entérorrhaphie latérale a donné 13 succès sur 13 cas rapportés par Goetz; récemment, MM. Fevrier, Kirmisson, Bœckel, Berger, Routier, ont eu de très beaux succès par cette méthode. Je l'ai employée aussi dans 6 cas avec 6 succès; quatre fois, le péritoine n'a pas été ouvert.

L'entérorrhaphie latérale n'est pas applicable aux larges orifices.

Ici, distinguons deux cas : dans l'un, l'intestin est rectiligne et parallèle à la paroi abdominale, l'orifice ayant été établi latéralement sur une anse intacte, comme dans l'entérostomie. M. Février soutient qu'en plaçant les fils parallèlement à l'axe de l'intestin, de façon à obtenir une ligne de réunion transversale, on n'a pas à craindre le rétrécissement. Dans certains cas, cependant, le rétrécissement est réel et des plus dangereux. Pour l'éviter, je conseille d'employer l'*excision losangique* avec suture des bords antiques du losange, que j'ai décrite au chapitre *Plaies de l'abdomen*.

Dans une seconde catégorie de cas, il s'agit d'un véritable anus contre nature dont les deux bouts sont perpendiculaires à la paroi. Lorsque, après destruction de l'éperon (1), on veut exécute l'entérorrhaphie latérale, on est obligé de faire subir aux parois intestinales une inflexion considérable, rendue encore plus difficile à cause de l'épaisseur, de la rigidité et de la friabilité des parois. Celles-ci s'appliquent mal l'une à l'autre, elles godent, les sutures sont tiraillées et coupent facilement.

D'autre part, avec des parois épaisses et verticales on a besoin d'une inflexion considérable, de telle sorte que la crête formée par les sutures vient presque

(1) Lorsqu'on a détruit l'éperon d'un anus contre nature, le cours des matières se rétablit, et l'on n'a plus affaire qu'à une large fistule stercorale.

au contact de l'éperon, s'il n'a pas eté détruit sur une étendue très considérable (8 ou 10 centimètres au moins).

L'entérorrhaphie latérale est donc très aléatoire, avec des orifices très larges et une insertion perpendiculaire de l'intestin à la paroi. C'est surtout pour

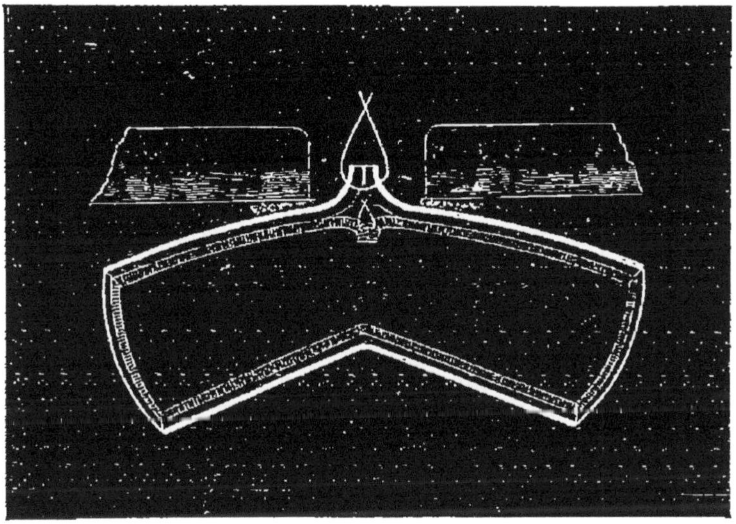

Fig. 17. — Suture par abrasion.

les cas spéciaux que la *suture par abrasion* (que j'ai décrite en 1889 au congrès de chirurgie) me paraît particulièrement avantageuse.

Technique de la suture par abrasion. — Je fais une incision circulaire autour de la fistule; je sépare l'intestin de la paroi abdominale sur une hauteur de 2 centimètres. Je dissèque la muqueuse aux ciseaux sur une hauteur de 1 centimètre, je la rabats en dedans et j'en fais l'hémostase par un étage de sutures perforantes muco-muqueuses. Je place alors un étage complémentaire de sutures, qui mettent au contact les faces internes des musculeuses avivées.

Je crois utile de placer à l'extrémité de la suture intestinale un petit drain de sûreté pour empêcher la désunion en masse de la suture. Cette fistulette se fermera d'elle-même en quelques jours.

Il est inutile de suturer la paroi abdominale, il suffira de bourrer la plaie à l'iodoforme. On évitera ainsi l'infection par le drain qui plonge dans l'intestin.

Comme on le voit, nous sommes bien loin des procédés anciens, dans lesquels on suturait seulement l'orifice cutané. Avec *Malgaigne* on sutura l'intestin et la paroi; actuellement nous ne fermons plus que l'intestin sans nous occuper de la paroi.

La suture par abrasion présente l'avantage d'être très simple et très facile. — Le plus souvent elle n'ouvre pas le péritoine. Si celui-ci se trouve ouvert en un point, on le fermera par quelques points de suture.

J'ai exécuté treize fois la suture par abrasion avec les résultats suivants : un insuccès partiel trois morts indépendantes de l'opération (une par bride péritonéale, une par péritonite tuberculeuse, une troisième par rétrécissement très étendu du bout inférieur étranglé sous des adhérences pelviennes considérables) et neuf guérisons.

Je joindrai à ces chiffres les succès suivants : 2 de Polaillon, 1 de Schwartz, 5 de Tuffier, 1 de Ricard, 1 de Hue, 1 de Villar, 1 de Mordret, 1 succès partiel de Dayot père.

B. **Traitement des anus contre nature.**

On peut traiter les anus contre nature par la méthode en deux temps, par la méthode ancienne (*Entérotomie et anaplastie*), ou bien par les *méthodes rapides* qui se subdivisent en *Résection*, *Entérorrhaphie longitudinale*, *Entéro-anastomose.*

MÉTHODE ANCIENNE. — Cette méthode consiste à détruire dans un premier temps l'éperon qui empêche la circulation des matières; c'est l'entérotomie. L'anus se trouve alors transformé en une simple fistule dont nous connaissons le traitement.

ENTÉROTOMIE.—La destruction de l'éperon s'exécute par plusieurs méthodes; la première et la plus ancienne consiste dans l'application de l'instrument de Dupuytren. L'instrument de Dupuytren est long, vo-

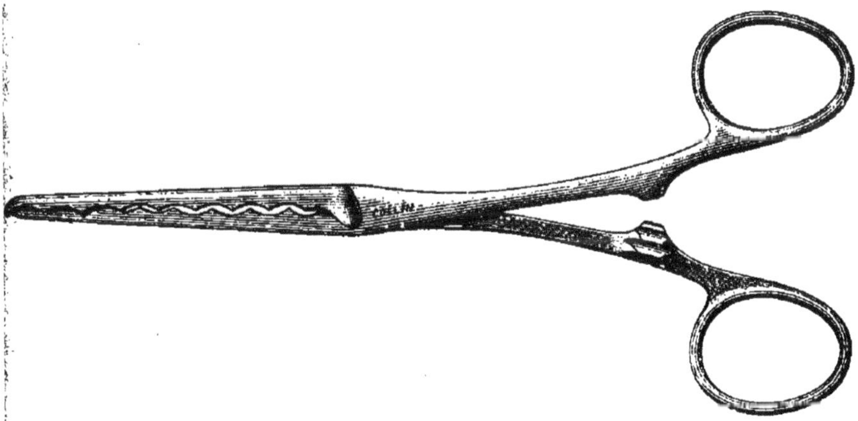

Fig. 18. — Pince entérotome de Collin.

lumineux, gênant; il serre mal; on a besoin de le resserrer tous les jours. On préfère à l'heure actuelle les instruments légers à pression élastique, tels que la pince entérotome de Collin ou celle de Chaput. L'entérotome électrolytique de *Bruns* est compliqué et n'est pas employé en France.

L'entérotome n'est pas toujours bien supporté. Un de mes malades avait des syncopes au moment de l'application de l'instrument ; un autre présentait dans les mêmes conditions des douleurs, des vomissements et une température élevée, qui me forcèrent à renoncer à cette méthode.

Dans une observation de M. Adam (*Médecine moderne*, 1894, p. 205), on essaya à trois reprises l'enté-

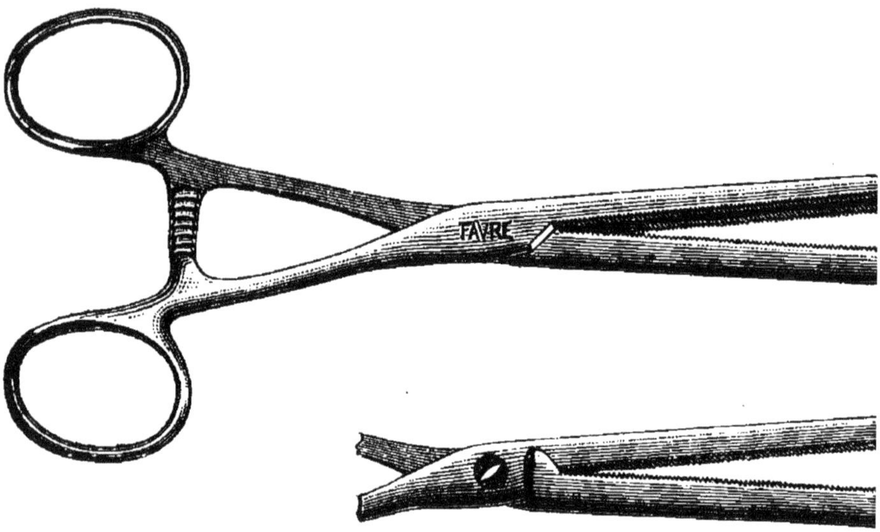

Fig. 19. — Pince entérotome de Chaput.

rotomie, mais sans résultats, le malade étant pris de vomissements continuels au moment même de l'application de l'instrument.

Avec un éperon épais, on est exposé à voir la plaie se refermer par le mécanisme de la guérison des plaies angulaires. Sur un de mes malades la brèche se reforma à deux reprises.

Quand on emploie l'entérotome, on peut pincer d'emblée 6 à 8 centimètres de tissus, si la cloison est longue et mince et si cette application ne provoque pas d'accidents. En cas contraire on ne pincera que 3 centimètres de cloison. Si l'on a encore des accidents, on renoncera à l'entérotome.

Dans les anus cruraux, il existe un long trajet entre l'anneau crural et la peau. Ce trajet ne peut être utilisé pour rétablir la circulation des matières à cause de l'obstacle constitué par l'anneau lui-même. Il faut, pour que les matières passent dans le bout inférieur, que l'éperon soit détruit au-dessus de l'anneau, dans le ventre, sur une hauteur de 6 centimètres environ ; malheureusement il est dangereux d'agir à cette profondeur, on pourrait pincer une anse saine. — En pareil cas il vaut mieux renoncer à l'entérotomie.

M. Richelot a imaginé un procédé de section rapide, qui consiste à couper l'éperon au bistouri entre deux pinces, et à ourler immédiatement par des sutures les lèvres de l'incision. En cas d'éperon très mince et très accessible, le procédé est très élégant et je l'ai vu entre les mains de notre collègue donner des résultats excellents. Toutefois, quand la cloison est un peu épaisse par interposition du mésentère, on peut avoir des accidents ; un vaisseau rétracté peut provoquer une hémorrhagie mortelle.

En résumé, si l'on tient compte des nombreux inconvénients de l'entérotomie de ses dangers, et de ses nombreuses contre-indications on arrive à cette conclusion que cette méthode est appelée à disparaître ; d'autant plus que les méthodes modernes sont plus rapides et moins dangereuses, malgré leur gravité apparente.

Résection intestinale. — Cette méthode consiste à décoller les deux bouts d'intestin de la paroi abdominale, à les réséquer et à les réunir enfin par une suture circulaire.

Cette pratique paraît au premier abord très satisfaisante, puisqu'elle supprime à tout jamais l'orifice anormal et rétablit en même temps la continuité du tube digestif.

Rapidité dans l'exécution et guérison absolue : telles sont les principales qualités de cette opération quand elle ne tue pas les malades. Malgré les statistiques récentes très favorables de Julliard, Czerny, Billroth, Doyen, on peut dire que la mortalité reste très élevée, pour bien des raisons : l'opération est longue et difficile ; la libération de l'intestin adhérent à la paroi provoque des hémorrhagies considérables et perd beaucoup de temps. La suture intestinale échoue souvent parce que les deux bouts sont de calibre très inégal, infectés, friables, surchargés d'appendices graisseux.

Enfin il est à peu près impossible de ne pas s'infecter les mains, de ne pas souiller le péritoine dans les manœuvres de décollement.

Toutes ces raisons nous font comprendre comment la statistique de Goetz sur 77 cas accuse 32 % de mortalité.

Si les auteurs que j'ai cités plus haut ont obtenu de meilleurs résultats, c'est qu'ils n'ont fait l'entérotomie que dans des cas très favorables.

L'emploi du bouton de Murphy n'est pas de nature à me faire changer d'avis. Cette méthode ne peut supprimer ni l'hémorrhagie ni l'infection du péritoine ni les altérations des deux bouts. Comme méthode de réunion, elle présente de tels inconvénients qu'il faut la reléguer parmi les méthodes de nécessité, pour les cas d'urgence. En dehors de ces conditions spéciales d'urgence, la suture présente une supériorité manifeste sur la méthode de Murphy.

Je repousse donc la résection comme méthode générale, et je ne lui reconnais qu'une indication formelle : c'est lorsque, au cours d'une entérorrhaphie latérale, l'intestin se déchire largement. On doit alors faire la résection et suturer les deux bouts. Je conseille d'employer la méthode que j'ai décrite : la suture circulaire avec fente, que j'ai exécutée avec succès sur un malade de mon collègue Marchand.

Entérorrhaphie longitudinale. — On peut fermer en un seul temps un anus contre nature sans faire de résection préalable, à la condition d'employer l'entérorrhaphie longitudinale, qui consiste à faire deux fentes sur chacun des deux bouts d'intestin et à suturer les bords homologues de ces fentes. On ferme enfin l'orifice terminal par des sutures séro-séreuses (voir page 133).

Dans les cas d'anus contre nature, il est indiqué de faire une incision circulaire autour de l'orifice, d'entrer dans le péritoine, de tirer à soi les deux bouts et d'exécuter alors l'opération en question. Cette entérorrhaphie a été exécutée avec succès par le docteur Adam de Nancy.

Cette opération est contre-indiquée à la région crurale à cause des difficultés de la dissection de l'intestin.

Elle est très avantageuse dans les anus ombilicaux et inguinaux, lorsque le bout inférieur est rétréci, ou lorsque l'orifice anormal, siège sur un gros intestin à mésentère court, qui oblige à ne rien réséquer de peur de ne pouvoir réunir, et à plus forte raison contre-indique l'entéro-anastomose.

Cette opération s'exécute sans ouvrir le ventre largement comme dans la résection ou l'entéro-anastomose, elle est moins compliquée que la résection, elle expose moins au shock ; elle trouvera spécialement son application chez les sujets affaiblis, chez lesquels il est nécessaire de guérir l'anus contre nature immédiatement et par le procédé le moins compliqué.

Entéro-anastomose. — L'entéro-anastamose consiste à faire communiquer latéralement deux anses d'intestin, sans résection préalable.

Cette opération est plus simple et plus bénigne que la résection, parce qu'elle s'exécute sur un intestin sain et qu'on n'a pas besoin de décoller l'intestin de la paroi ni de le réséquer.

Je conseille de conduire l'opération de la façon suivante : Inciser l'abdomen sur la ligne médiane; aller à la recherche des deux bouts qui se rendent à l'anus contre nature; les amener hors du ventre et les retenir en passant à travers leur mésentère deux broches. On fait ensuite une incision longitudinale sur chaque anse et on suture à trois étages les lèvres qui se correspondent.

Mais ce n'est pas assez que d'avoir rendu possible le passage des matières dans le bout inférieur, il faut encore s'opposer à leur tendance invincible à s'écouler par la fistule cutanée.

On a imaginé toute une série de précautions pour empêcher ce passage; M. Comte a coudé l'intestin transversalement à l'aide d'un pli maintenu par des sutures; Le Dentu fait un pli longitudinal, qu'il suture afin de rétrécir l'intestin; un procédé plus radical (Körte) consiste à sectionner les deux bouts au-dessous de l'anastomose et à oblitérer par des sutures les quatre orifices qui en résultent. Körte a même fait l'extirpation de l'intestin au-dessous de l'anastomose c'est à-dire une véritable résection avec entérorrhaphie par anastomose. Les plis faits à l'intestin sont insuffisants; la section ou la résection sont des procédés trop compliqués et trop longs.

Je conseille de faire au-dessous de l'anastomose, sur chaque anse, une *ligature à la gaze iodoformée*, procédé très simple et très efficace qui m'a donné deux succès remarquables. (Soc. de chir. 1894 et 1895.)

Mes expériences sur le chien m'ont montré que la gaze s'entoure rapidement d'adhérences, puis s'élimine dans l'intestin; les adhérences qui se sont développées *in situ* suffisent pour oblitérer l'intestin après l'élimination de la gaze.

Je conseille encore de détruire la muqueuse qui s'étale à la paroi par des attouchements très prudents à l'acide nitrique pur.

On pourra ultérieurement, si on le juge utile faire la cure radicale de l'orifice béant de la paroi abdominale; ce sera une opération de perfectionnement mais nullement indispensable. Avec ces moyens très simples : entéro-anastomose, ligature à la gaze iodoformée, cautérisations à l'acide nitrique, on supprime les anus contre nature avec le maximum de rapidité et le minimum de dangers.

J'ai fait 7 entéro-anastomoses pour anus contre nature avec 6 guérisons et une mort par faute opératoire dans un cas très complexe.

L'entéro-anastomose peut s'exécuter de quatre manières différentes : 1° par le procédé de la suture (Wölfler), 2° par le procédé de la pince (Chaput), 3° par les plaques de Senn, 4° par le bouton de Murphy, 5° par le procédé de la gouttière anastomotique (Chaput).

Dans l'espèce le procédé de la suture et celui de

la gouttière me paraissent de beaucoup les plus recommandables, ils sont simples, faciles, rapides et beaucoup moins dangereux que le procédé de Murphy et surtout que celui de Senn.

Variétés d'entéro-anastomose. — L'entéro-anastomose peut être immédiate, prochaine ou éloignée.

Elle est immédiate quand elle se fait à quelques centimètres d'un orifice anormal comme dans l'entérorrhaphie par anastomose.

Elle est *prochaine* quand on la fait à 20 ou 30 centimètres d'un obstacle ou d'un orifice anormal; elle est *éloignée* quand on l'établit entre deux anses très éloignées (entre la fin de l'intestin grêle et l'S iliaque).

Dans l'anus contre nature c'est l'entéro-anastomose prochaine qu'il convient d'employer dans la plupart des cas, afin de pouvoir amener les deux bouts hors du ventre.

Quand l'anus anormal siège sur le cæcum, on doit anastomoser l'intestin grêle avec le côlon ascendant ou transverse (iléo-colostomie ascendante, transverse, descendante, etc.).

Dans une de mes observations, un anus cæcal se compliquait d'un rétrécissement du côlon descendant; j'établis une anastomose entre l'intestin grêle et l'S iliaque.

Lorsqu'on a affaire à un anus du côlon transverse, il est préférable de faire l'iléo-colostomie iliaque, plutôt que la résection avec suture circulaire.

En cas d'anus contre nature siégeant sur l'S iliaque et incurable par les procédés précédents, on ne peut améliorer l'état des malades que par l'une des deux opérations suivantes : ou bien par la méthode de Gersuny par laquelle on procure au bout supérieur un véritable sphincter en le tordant sur lui-même de

360 ou 540°, ou bien en anastomosant la fin de l'intestin grêle au rectum.

Cette opération s'exécutera par une incision de Kraske avec ouverture du péritoine et choix d'une anse grêle pelvienne. (Voir la thèse récente de Wasilieff sur l'iléo-rectostomie.)

Anus compliqués d'oblitération du bout inférieur. — On observe l'oblitération du bout inférieur, soit au niveau même de l'anus contre nature, soit plus loin (tumeur abdominale, tumeur de l'intestin, brides, adhérences).

Dans le premier cas, tout le bout inférieur se rétrécit et s'amincit au bout de quelques mois ; aussi l'entéro-anastomose d'emblée devient-elle très dangereuse, l'intestin trop mince ne pouvant porter des sutures non perforantes.

J'avais conseillé, dans le traité de chirurgie, d'aller à la recherche du bout inférieur, de l'amener à la peau à côté de l'autre après avoir agrandi son orifice et de lui rendre son volume primitif en le faisant fonctionner (par des injections alimentaires), et enfin de traiter l'anus comme un cas simple. Mais la multiplicité de ces opérations me paraît actuellement moins simple que d'établir une iléo-colostomie sur l'S iliaque. Je rappellerai seulement qu'on devra, au préalable, faire fonctionner pendant quelques jours le gros intestin avec des lavements alimentaires.

Pour la technique de l'entéro-anastomose (on se reportera au chapitre correspondant.)

Lorsque l'oblitération du bout inférieur est constituée par un obstacle siégeant au delà de l'anus contre nature, on s'efforcera de supprimer cet obstacle par une opération radicale. En cas d'impossibilité, on établirait une *entéro-anastomose éloignée* siégeant aussi haut que possible sur le bout inférieur.

En résumé, l'entérotomie est appelée à disparaître. Les seules méthodes qui méritent d'être conservées sont l'entérorrhaphie latérale et la suture par abrasion, pour les fistules sans éperon.

Les fistules avec éperon (anus contre nature) devront à l'avenir être traitées exceptionnellement par l'entérotomie, la résection ou l'entérorrhaphie longitudinale; la méthode de choix sera dans la majorité des cas l'entéro-anastomose combinée à la ligature à la gaze iodoformée.

TRAVAUX DE L'AUTEUR SUR LE TRAITEMENT DES ANUS CONTRE NATURE

1° Etude de plusieurs procédés nouveaux d'entérorrhaphie (Congrès de chir. 1889);

2° Nouvelles méthodes opératoires pour la cure des anus contre nature (*Arch. de méd.* 1890);

3° Iléo-colostomie par le procédé de la pince pour un anus cæcal. Guérison (Académie de méd. 1889);

4° Traitement des anus contre nature. Etude des procédés de M. Chaput (Thèse de Philippe 1890);

5° Résection d'intestin pour anus contre nature. Suture circulaire par abrasion. Guérison (Académie de médecine 1890);

6° Etude histologique, expérimentale et chimique sur la section de l'éperon (*Arch. de méd.* 1890);

7° Traitement des anus contre nature et fistules. Trente-cinq observations personnelles (Soc. de chir. 1894).

PÉRITONITES AIGUES.

I. — Péritonites aiguës généralisées.

La péritonite idiopathique, spontanée, perd de jour en jour du terrain; nous avons appris à diagnostiquer les péritonites liées à la typhlite et à la salpingite, qu'on ignorait autrefois. Toujours est-il que certains cas paraissent encore ne reconnaître pour cause aucune lésion d'origine; on doit donc admettre que, sous des influences encore mal connues, les microbes du tube digestif peuvent traverser les parois intestinales et pulluler dans la séreuse.

Le plus souvent la cause de la péritonite est connue : c'est une plaie pénétrante de l'abdomen, une laparotomie, des perforations intestinales causées par la fièvre typhoïde, la tuberculose, le cancer, l'appendicite, les corps étrangers de l'intestin; c'est un abcès développé dans le foie, la vésicule, le rein, dans une trompe qui s'ouvre dans le ventre, ou qui propage l'infection de proche en proche dans l'épaisseur des tissus par la voie lymphatique. La fièvre puerpérale provoque aussi la péritonite, soit par propagation des trompes au péritoine, soit par les lymphatiques utérins sous-péritonéaux.

Enfin, le péritoine peut suppurer sous l'influence d'une pyohémie; on observe cette complication dans la scarlatine, l'érysipèle, le rhumatisme infectieux, et dans toutes les variétés d'infection purulente.

La péritonite aiguë présente trois formes distinctes : péritonite aiguë classique, péritonite avec épanchement, et péritonite latente.

Dans la forme aiguë, le début se fait brusquement par une douleur intense, qui se généralise rapidement à tout l'abdomen. Les attouchements même superficiels de la peau sont douloureux.

Le ventre est très ballonné, gêne la respiration qui, ne pouvant se faire complètement, devient fréquente.

Les vomissements surviennent rapidement, d'abord verdâtres et porracés, ils peuvent devenir fécaloïdes.

La constipation est habituelle et assez rebelle.

Le pouls est petit, rapide et pénible ; la langue sèche, les urines rares. La température, très élevée, monte à 39 et 40°. La mort survient en trois ou quatre jours. A l'autopsie on trouve peu de pus emprisonné entre les anses accolées sous des adhérences.

Dans la péritonite avec épanchement abondant, les symptômes sont moins aigus et moins marqués, la durée est plus longue, la mort ne survenant qu'au bout de dix à vingt jours. L'épanchement purulent est très abondant, s'accroît rapidement ; on le constate par la percussion.

Cette forme s'observe parfois chez les adultes, mais elle est plus spéciale aux jeunes enfants. Chez ceux-ci elle se termine souvent par l'ouverture spontanée à l'ombilic, qui peut être suivie assez souvent de guérison complète.

Dans la péritonite latente, les vomissements, le ballonnement et la température peuvent manquer complètement ; mais on observe constamment la fréquence et la petitesse du pouls, ainsi que la sécheresse de la langue et de la dyspepsie ; le malade est pâle et inquiet. La température monte souvent brusquement dans les dernières vingt-quatre heures.

C'est cette forme qui a été bien étudiée par Verchon, sous le nom de septicémie intestino-péritonéale.

Cette forme latente s'observe plus fréquemment que les autres à la suite des plaies d'intestin et à la suite des laparotomies.

Le traitement de la *péritonite aiguë médicale* doit être purement médical, tant que les symptômes restent modérés. Ce traitement consiste à alimenter les malades seulement avec du lait glacé ; on donnera à l'intérieur de l'extrait thébaïque, jusqu'à la dose de 20 et 30 centigrammes par jour ; le ventre sera immobilisé avec une couche de collodion, et une vessie de glace y sera maintenue en permanence. On obtiendra une ou deux selles par semaine, non pas par les purgatifs, mais par des lavements au sel ou à l'huile de ricin.

La laparotomie est indiquée quand la température dépasse 39° plusieurs jours de suite, ou quand on constate des signes d'épanchement abondant.

On conseille, d'après Bouilly, de faire une petite incision médiane sous-ombilicale, par laquelle on évacue le pus, et qui sert à introduire la canule d'un laveur, contenant de l'eau bouillie, de l'eau salée stérilisée à 7 °/₀ ou de l'eau boriquée. Certains chirurgiens lavent même le péritoine au sublimé, d'après les conseils de P. Delbet, qui a montré que cette pratique était innocente, du moins chez le chien, en prenant la précaution de faire passer, au préalable, 15 à 20 litres d'eau bouillie dans la séreuse pour épuiser son pouvoir d'absorption. Je crois cette méthode dangereuse, car il est difficile d'évacuer tout le liquide injecté; il en restera une ou plusieurs centaines de grammes dans le ventre, ce qui peut suffire à empoisonner le malade.

La petite incision est parfaitement rationnelle, quand l'épanchement purulent est très abondant, et quand l'intestin non adhérent nage, pour ainsi dire, dans le pus; on donne issue à ce liquide, on lave et on draine à la gaze iodoformée, et l'on se trouve avoir rempli d'une manière simple et économique le programme indispensable; mais il n'en est pas de même quand il existe du pus entre chaque anse : l'évacuation est nulle et le lavage illusoire; la seule pratique rationnelle consisterait à dévider méthodiquement l'intestin à partir du cæcum, à l'essuyer, en frottant avec des éponges, et à vider successivement tous les abcès cloisonnés; on terminerait l'intervention par un grand lavage à l'eau bouillie, suivie de drainage. A tant faire que d'intervenir, je préférerais cette intervention large, mais logique, à la petite incision qui n'a, dans l'espèce, aucune raison d'être.

La laparotomie est la seule intervention convenable chez l'homme. Chez la femme on peut intervenir plus simplement. J'ai fait à plusieurs reprises, avec d'excellents résultats, la ponction du cul-de-sac de Douglas par le vagin avec ma pince trocart. En ouvrant l'instrument, je dilate largement l'orifice, je fais un lavage du péritoine puis un drainage iodoformé.

L'intervention chirurgicale s'impose encore quand surviennent des signes d'occlusion véritable, c'est-à-dire des vomissements fécaloïdes avec constipation absolue et ballonnement excessif.

En pareil cas, on commencera par une ou deux,

séances d'électrisation, et, en cas d'échec, on ouvrira le ventre de l'ombilic au pubis et on fera le dévidement méthodique et la toilette totale de l'intestin.

Dans les péritonites par perforation de la fièvre typhoïde, certains auteurs ont conseillé la laparotomie ; mais on s'expose, en l'employant sans discernement, à des séries de désastres à cause du collapsus presque constant, ou tout au moins à cause du mauvais état général des sujets.

L'opération ne serait rationnelle que faite très précocement (3 ou 4 heures après le début des accidents) sur un sujet résistant et déjà entré dans la période de convalescence.

La péritonite d'origine salpingienne, est ordinairement bénigne et limitée au bassin ; elle guérit habituellement par le traitement médical. Les indications opératoires seront les mêmes que pour les péritonites idiopathiques.

Les péritonites occasionnées par les plaies ou ruptures d'intestin, par les perforations des voies biliaires, par des abcès ouverts dans le ventre par l'appendicite, exigent un traitement chirurgical immédiat, consistant dans l'évacuation du pus, la toilette des anses et l'oblitération des perforations.

La péritonite puerpérale doit être traitée par l'incision ; en même temps on pratiquera le curage utérin suivi de tamponnement iodoformé de la matrice.

Les péritonites consécutives aux grandes laparotomies ont été très souvent traitées par la réouverture du ventre suivie de lavage et de toilette plus ou moins complète ; mais la presque constance des insuccès, et le danger de s'infecter les mains ont fait renoncer bon nombre de chirurgiens à toute intervention. Pour ma part, je m'abstiendrais en pareille circonstance.

II. — **Péritonites circonscrites.**

Lorsque les agents d'infection péritonéale sont peu virulents et que les adhérences ont le temps de se former, la suppuration péritonéale reste circonscrite. On observe surtout cette forme dans les régions péri-hépatiques, dans le bassin, dans la fosse iliaque droite, à la région ombilicale. Toutes les fois que le diagnostic est posé avec précision, il est indiqué de se comporter comme s'il s'agissait d'un abcès d'une région quelconque; c'est-à-dire inciser largement, évacuer le pus, laver à l'eau bouillie, placer un drain et rétrécir l'incision avec des sutures.

Si on trouve l'intestin perforé au fond de la plaie, il est rare qu'on puisse l'oblitérer séance tenante à cause de la profondeur de la région et de l'induration fragile des tuniques intestinales qui les empêche de porter des sutures. On laissera donc s'établir une fistule stercorale qui, le plus souvent, se fermera d'elle-même. Si la fistule ne se ferme pas, on trouvera à l'article anus contre nature l'indication de la conduite à tenir.

PÉRITONITE TUBERCULEUSE

La péritonite tuberculeuse se présente sous six formes différentes : *Forme miliaire aiguë. — Forme chronique ulcéreuse. — Forme ascitique chronique. — Forme fibreuse. — Formes enkystées (uniloculaires, pauciloculaires, multiloculaires). — Typhlite, salpingite tuberculeuse.*

Dans la *forme miliaire aiguë*, les lésions peuvent être limitées au péritoine, ou atteindre en même temps la plèvre, ou bien encore la tuberculose généralisée atteint tous les organes y compris le péritoine.

Dans la tuberculose limitée au péritoine, on observe généralement des phénomènes généraux graves au début, fièvre, abattement, prostration; ces phénomènes ne tardent pas à s'atténuer. Au bout de quelques jours on constate que le ventre est douloureux, ballonné; il y a des vomissements, de la constipation. On constate l'existence d'une quantité notable de liquide dans l'abdomen. Les parois du ventre sont souvent œdémateuses ainsi que les membres inférieurs.

La mort est de règle dans la forme miliaire aiguë. Cependant Boulland et Fernet ont observé 10 cas de guérisons sur 36 cas de tuberculose aiguë pleuro-péritonéale. Il est probable qu'ils seront tombés sur une série heureuse.

Dans la *forme chroniqué ulcéreuse* le ventre est saillant, pointu, sillonné de veines bleuâtres; à la palpation on constate une consistance très inégale du contenu de l'abdomen. En certains points on a la consistance molle de l'intestin sain, sur d'autres, on perçoit des masses liquides fluctuantes; ailleurs des masses solides. La pression provoque des gargouillements ou permet de percevoir des frottements péritonéaux. Les malades ont souvent des vomissements.

Il existe de la constipation, parfois de la diarrhée en relations avec la tuberculose intestinale concomitante. La fièvre est modérée; les lésions pulmonaires sont généralement très accentuées.

La marche est lente, chronique, mais la terminaison habituelle est la mort. La guérison est cependant possible; elle se fait par enkystement, par transformation fibreuse, ou après évacuation spontanée ou chirurgicale des produits tuberculeux, caséeux ou suppurés.

Dans la forme chronique ascitique, on constate simplement les signes d'un épanchement assez abondant, persistant; le ventre est plus pointu et plus arrondi que dans les autres formes d'ascite.

On fait le diagnostic par exclusion, le malade ne présentant pas de signes d'affection cardiaque, rénale, hépatique, et n'étant pas alcoolique. Il s'agit de sujets jeunes, pâles, avec quelques signes légers de tuberculose des sommets, ou bien ayant des antécédents héréditaires.

On peut faire une ponction avec une seringue de Pravaz et inoculer le liquide dans le péritoine d'un cobaye pour assurer la diagnose. Cette forme guérit spontanément dans un assez grand nombre de cas.

La *forme fibreuse sèche* peut se diagnostiquer quand, après une poussée ascitique qui s'est résorbée, on constate dans le ventre une masse pâteuse aux environs de l'ombilic, constitué par l'épiploon épaissi. Il existe en même temps des gargouillements et des frottements péritonéaux à la pression.

Souvent l'ascite du début manque, et les masses pâteuses périombilicales ne sont pas constatées, le diagnostic est alors impossible. On incise généralement ces malades par suite d'une erreur de diagnostic ou pour une autre lésion concomitante.

On considère cette forme comme ayant une grande tendance à la guérison spontanée.

Les *formes enkystées* sont primitives, ou secondaires à la forme ulcéreuse en voie de guérison. On constate des collections liquides limitées dans les fosses iliaques, les hypocondres ou la région ombilicale. Ces collections sont formées de liquide ascitique, de pus ou de masses caséeuses.

La *typhlite et la salpingite tuberculeuse* sont d'un diagnostic difficile. On ne peut poser ce diagnostic avec certitude que quand ces lésions ont suppuré et se sont ouvertes à la paroi et qu'on a pu déterminer la nature tuberculeuse du liquide.

Traitement. — La première laparotomie pour péritonite tuberculeuse fut faite par Spencer Wells en 1863, il s'agissait d'une erreur de diagnostic. La malade guérit; elle restait encore bien portante 26 ans après.

Des guérisons accidentelles furent observées dans les mêmes conditions par Schücking et Stellwag; mais l'opération ne fut faite pour la première fois de parti pris que par Kœnig, 1884, qui publia à cette époque 3 cas de guérison. — Nous citerons les travaux de Maurange (1889), Brühl (1890), Kümmel (1887),

Pic (1890), Aldibert (1892), Kœnig (1890), le mémoire de Rœrsch (1893).

Ce dernier auteur réunissant 50 nouveaux cas aux 322 cas d'Aldibert, arrive à un total de 358 cas après avoir défalqué 14 cas opérés en pleine occlusion.

Sur ce nombre, 253 (70 0/0) sont sortis guéris et 83 sont morts.

Sur ces morts, 20 seulement sont attribuables à l'acte opératoire, elles se sont produites par les mécanismes suivants : Épuisement, 9 cas, fistule intestinale (1), péritonite tuberculeuse aiguë (1), — péritonite septique (10). — 51 morts sont indépendantes de l'opération ; les décès se sont produits surtout par la tuberculose généralisée (12) et par marasme consécutif à des fistules stercorales (8 fois) ; notons d'autres causes plus rares : par progrès de la tuberculose péritonéale, par tuberculose intestinale, par maladies intercurrentes.

Les 253 guérisons ont été suivies un certain temps ; 118 malades (34 0/0) ont été constatés guéris après plus de 6 mois — 79 (22 0/0) après plus d'un an — 53 (75 0/0) après plus de deux ans.

Tels sont les résultats des cas pris en bloc.

Examinons-les maintenant dans chaque forme de tuberculose abdominale.

Dans la *forme miliaire aiguë*, 2 opérations, 2 morts.

Dans les *formes chroniques ascitiques* :

Chez l'enfant : 40 cas avec 5 morts et 35 guérisons, dont 7 constatées plusieurs mois ou plusieurs années après. Chez l'adulte, 146 cas avec 32 décès et 99 guérisons, dont 56 persistaient après un an, et 26 après plus de deux ans. 13 cas ont récidivé ! Sur ce nombre 9 ont guéri ultérieurement par le massage, par des ponctions, par une deuxième laparotomie ou après rupture spontanée de la cicatrice et évacuation du liquide.

Dans les *formes fibreuses sèches :*

24 adultes ont présenté 17 guérisons (dont 3 après plus d'un an, et 6 morts (2 de tuberculose généralisée, 5 de fistules stercorales) ; 6 enfants ont donné 5 guérisons, dont 3 définitives et 1 mort de fistule stercorale.

Les résultats sont beaucoup moins bons dans les *formes ulcéreuses :* Sur 22 opérations, il y a 9 morts (dont 4 sont manifestement liées à l'acte opératoire), et 13 guérisons dont 3 ont été suivies plus d'un an.

Remarquons tout spécialement la fréquence des fistules stercorales qu'on a observées 12 fois et dont 6 furent mortelles, 1 persistait encore après un an et 45 guérirent spontanément.

Il est très important d'éviter les manœuvres compliquées au cours de ces opérations. Ainsi, dans un cas de *Czerny*, le décollement des adhérences autour d'une fistule stercorale préexistante, occasionna 7 déchirures à l'intestin. Le chirurgien sutura 5 de ces perforations et en supprima 2 autres par une résection intestinale. L'opéré mourut au bout de 10 heures.

Aldibert a rapporté 12 observations de *typhlites tuberculeuses* traitées chirurgicalement.

Dans 6 cas, on a réséqué le cæcum, avec 3 guérisons et 3 morts. Dans les 6 autres cas, on s'est contenté de décoller les adhérences et d'évacuer les abcès; dans tous ces cas, la mort est survenue après un temps variable.

Parmi les tuberculoses d'origine tubo-ovarienne, il faut distinguer la tuberculose limitée au péritoine pelvien et celle où les lésions génitales se sont généralisées à tout le péritoine.

Dans la plupart des observations, on a enlevé les annexes malades. Dans les 18 cas de lésions limitées au péritoine, on compte 4 morts et 13 guérisons. Dans les péritonites généralisées, d'origine génitale, Aldibert a recueilli 36 observations avec 11 morts et 3 améliorations, 1 récidive et 21 guérisons. J'ai fait personnellement trois laparotomies pour tuberculose du péritoine. Dans le premier cas, il s'agissait d'une forme ulcéreuse ; la malade fut d'abord très améliorée ; au bout de quelques semaines, une fistule stercorale s'établit et la malade ne tarda pas à succomber.

Dans mon second cas, il s'agissait d'une tuberculose à forme sèche, sans ascite et sans adhérence, l'incision fut seulement exploratrice et suivie d'un lavage à l'eau bouillie ; la malade fut encore très améliorée ; mais, au bout de quelques semaines, elle mourut brusquement de méningite tuberculeuse.

Dans ma troisième observation, il s'agissait d'une jeune femme atteinte de salpingite tuberculeuse ; je fis l'ablation bilatérale des annexes. Comme il existait un tubercule du volume d'une petite noisette sur la paroi antérieure du cæcum, je l'enterrai au fond d'un pli que je fixai par une série de suture séro-séreuses ; la malade guérit parfaitement, elle est opérée depuis trois ans et a maintenant une santé superbe.

Indications et contre-indications opératoires. — Il est certaines contre-indications sur lesquelles la plupart des chirurgiens sont d'accord ; telles sont la granulie généralisée compliquant la tuberculose péritonéale, un état fébrile grave et persistant, des lésions pulmonaires avancées, des lésions intestinales graves, des lésions rénales persistantes.

Tout le monde s'accorde à juger que l'opération a le plus d'avantage dans les formes ascitiques chroniques et dans les formes sèches sans adhérences.

Aldibert croit l'opération inutile dans les formes sèches avec adhérences ; mais la discussion menace de rester stérile, car ces cas sont ordinairement méconnus ou confondus avec la forme ulcéreuse.

Cette dernière est considérée par Pic comme contre-indiquant l'opération dans la majorité des cas. Toutefois, l'auteur admet qu'on peut avoir la main forcée par une suppuration imminente, par une attaque d'occlusion ou par une poussée de péritonite septique consécutive à une perforation intestinale.

Nous pensons que la suppuration imminente doit être incisée comme tout abcès, le plus simplement possible, sans chloroforme. En cas de péritonite septique, l'indication est la même que précédemment, la lésion étant ordinairement limitée par les adhérences. En cas d'occlusion, l'intervention ne peut nous fournir que des déboires; aussi, conseillerions-nous de s'abstenir, sauf dans les cas où les lésions tuberculeuses sont peu appréciables. Dans les cas de lésions ulcéreuses graves nous conseillons l'abstention.

Rœrsch conseille l'opération, même dans les formes ulcéreuses; il se base sur ceci: que l'opération est très rarement nuisible, qu'elle est le plus souvent utile et que la guérison a pu être obtenue, même avec des lésions très graves..

Je ferai remarquer combien la laparotomie est impuissante dans la forme ulcéreuse, car, de deux choses l'une, ou bien la laparotomie reste simplement exploratrice, et elle ne peut servir à rien, ou bien elle est suivie de manœuvres plus ou moins complexes dans lesquelles on a les plus grandes chances de déchirer l'intestin, comme le prouvent les 12 observations où l'opération fut suivie de fistules stercorales. La mortalité est en outre considérable (9 morts sur 22 cas). L'opération est loin d'être bénigne, comme le dit Rœrsch. Je pense donc que, dans les formes ulcéreuses avec lésions accentuées, on devra s'abstenir dans la grande majorité des cas.

Mode d'intervention. — *Ceccherelli* a conseillé la ponction évacuatrice suivie d'un lavage à l'eau boriquée.

Debove a publié un beau succès obtenu par ce procédé. Il me paraît indiqué de commencer le traitement des formes ascitiques par la ponction, opération innocente et parfois efficace, et de ne recourir à la laparotomie qu'après l'échec de ce moyen ou dans les formes sèches ou ulcéreuses peu graves.

La laparotomie s'exécute sur la ligne médiane. Dans les formes ascitiques, on évacue le liquide et on fait un grand lavage du péritoine. Les liquides employés par les chirurgiens sont des plus variés : acide borique, salicylique, phosphorique, phénique, sublimé à 1 0/00, chlorure de zinc à 1 % ; on a même conseillé l'éther iodoformé (Truc) ou la vaseline iodoformée.

Rœrsch conseille la solution salée stérilisée à 7 p. 1000. Je conseille de se servir tout simplement d'eau bouillie, liquide non toxique, facile à se procurer et qui répond à tous les besoins.

Après le lavage, on sèche le péritoine avec des éponges. Certains auteurs conseillent de drainer avec des mèches de gaze ou avec des tubes de caoutchouc. Le drainage ne me paraît utile que dans les cas où l'on évacue des collections purulentes. En dehors de cette hypothèse. il est inutile (en ce sens qu'on a guéri beaucoup de malades sans drainage) et dangereux en exposant aux fistules stercorales.

Lorsqu'on rencontre des adhérences, il faut les respecter, à moins qu'elles ne gênent pour évacuer un abcès ou qu'elles ne causent de l'occlusion ; la destruction des adhérences exposerait, comme nous l'avons dit, aux fistules stercorales.

Les fistules stercorales, qu'elles soient spontanées ou consécutives à une operation, sont rarement justiciables d'une opération. Souvent elles guérissent spontanément; lorsqu'elles persistent pendant un temps anormal, l'opération n'a que bien peu de chances de réussir, car la fistule ne persiste que parce que les lésions tuberculeuses entretiennent ou augmentent les altérations de l'intestin; en outre, l'état général est le plus souvent trop précaire pour permettre d'opérer.

Les fistules stercorales guérissent ordinairement quand l'intestin ne s'ouvre ni directement à la peau, ni dans une poche purulente mal drainée, et quand la perforation n'est pas entretenue par des lésions cancéreuses ou tuberculeuses. On voit donc que la seule indication opératoire se rencontre lorsque la muqueuse s'insère directement à la peau, cas très exceptionnel dans la tuberculose péritonéale. Encore faut-il que l'intestin soit sain. Parfois, en effet, la masse intestinale étalée à l'extérieur est si volumineuse et si ulcérée (comme j'en ai vu plusieurs exemples), que toute intervention est condamnée par avance.

On a fait suivre la laparatomie de séances de massage (Weinstein), d'injections sous-cutanées de sérum de chien (Pinard et Kirmisson) ; on l'a associée au traitement par la lymphe de Koch, mais il ne semble pas que toutes ces pratiques présentent un avantage réel.

On a interprété de plusieurs manières le mode d'action de la laparotomie ; on a dit que la laparotomie agissait en supprimant le liquide qui irrite le péritoine et constitue un milieu nutritif favorable aux bacilles ; — en enlevant avec le liquide les ptomaïnes dont la résorption favorise la propagation de la tuberculose dans d'autres organes ; — en facilitant la circulation, la respiration et les mouvements de l'intestin dont l'atonie favorise l'auto-intoxication qui résulte de la stagnation des liquides stercoraux ; — en exposant les tubercules à l'action de l'air et de la lumière. Mosetig-Moorhof, qui admet avec Lauenstein l'influence de l'exposition à l'air, a pratiqué sur un malade la ponction suivie d'évacuation et d'injection d'air dans la séreuse ; son malade a guéri.

Il est impossible de donner à l'heure actuelle une explication exacte du mode d'action de la laparotomie ; disons, avec Brühl, que le tubercule péritonéal, qui guérit spontanément dans un assez grand nombre de cas, est une néoformation fragile superficielle que la moindre atteinte compromet. La laparotomie et les diverses manœuvres qu'elle comporte, paraissent réveiller la vitalité du péritoine et favoriser ainsi la victoire de l'organisme.

VICES DE CONFORMATION DE L'ANUS ET DU RECTUM

Les vices de conformation de l'anus consistent essentiellement dans le rétrécissement, l'oblitération ou l'absence de cet orifice.

Quand ces lésions coïncident avec un rectum normal elles sont faciles à traiter.

Il n'en est pas de même quand le *rectum* est lui-même atteint de vices de conformation.

Les **lésions congénitales du rectum** consistent essentiellement en :

Rétrécissements,
Imperforations,
Absence,
Abouchements anormaux.

Dans chacun de ces cas l'anus peut être normal, rétréci, oblitéré ou absent.

Les **rétrécissements congénitaux du rectum** sont généralement constitués par un mince diaphragme analogue à celui des instruments d'optique. Ce caractère de minceur suffit à poser le diagnostic même lorsqu'on les retrouve chez l'adulte. Souvent ces rétrécissements sont très bien tolérés pendant de longues années.

Quelquefois il s'agit seulement de brides latérales ou de l'hypertrophie d'une valvule de Houston.

Les **imperfections rectales** sont constituées soit par

des cloisons complètes minces, ou par des cloisons épaisses de plusieurs centimètres.

Dans certains cas, le rectum, interrompu sur une certaine hauteur, est remplacée par un cordon fibreux plein. Dans d'autres cas, on trouve plusieurs cloisons superposées.

L'**absence du rectum** peut porter sur sa partie terminale, ou sur toute sa hauteur ; parfois même l'S iliaque manque, ou même tout le gros intestin.

Les **abouchements anormaux** peuvent se faire :

1° **A la peau** du périnée, au scrotum, à la base de la verge, à l'extrémité du gland, au dos de la verge, à la région du dos (cas de Fristo) ;

2° **A la vulve ou dans le vagin** ;

3° **Dans la région prostatique ou membraneuse de l'urethère ou dans la vessie**. Ces abouchements avec les voies urinaires ne s'observent guère que chez l'homme. Ils sont généralement très étroits.

Répétons encore une fois que chacun de ces vices de conformation du rectum peut coïncider avec un anus normal, rétréci, imperforé ou absent.

Certains rétrécissements passent inaperçus en raison de leur diamètre ; de même certains abouchements vulvaires larges sont méconnus pendant de longues années pour la même raison.

Dans les abouchements avec les voies urinaires on constate le mélange des matières fécales avec l'urine.

Lorsqu'il existe une atrésie notable, l'évacuation des matières est insuffisante ; quand il y a oblitération on observe les symptômes de la rétention complète.

L'enfant n'évacue pas son méconium, il refuse le sein, vomit, son ventre se ballonne, les convulsions peuvent apparaître et il meurt en quelques jours de cachexie.

Le *diagnostic* de ces vices de conformation est, ou très facile ou presque impossible.

Il est facile quand l'anus manque ou s'abouche à la peau en un point anormal.

Il est facile encore quand les urines sont mélangées de matières.

Quand l'anus est bien conformé, l'attention n'est attirée que par l'absence d'évacuation du méconium, le refus de téter et les vomissements.

L'introduction du doigt dans l'anus permettra parfois de constater la présence d'un rétrécissement ou d'une cloison mince bombant sous l'effort.

D'autres fois on ne sentira rien au fond du-cul-de sac où bute le doigt :

On se demandera alors s'il existe une ampoule rectale dans le bassin ou si le rectum est absent. Cette question est le plus souvent insoluble.

On peut, il est vrai, présumer l'absence du rectum quand les ischions sont très rapprochés l'un de l'autre mais ce signe n'est ni constant, ni absolu.

On conseillait autrefois de faire une ponction exploratrice pour savoir si l'ampoule était dans le bassin ; on y a renoncé définitivement, cette manœuvre étant aveugle et dangereuse.

Traitement

Lésions de l'anus seul. — Il est facile d'agrandir l'anus rétréci par une incision médiane postérieure qu'on ourle avec la muqueuse rectale.

Si l'anus est absent, on ira à la recherche de l'ampoule rectale par une grande incision médiane, on l'ouvrira et on l'a suturera à la peau.

Lésions du rectum. — Il est facile de dilater les **rétrécissements** peu serrés.

Si le rétrécissement est étroit, la dilatation et le débridement au bistouri peuvent être dangereux. Je conseillerais donc une incision postérieure suivie d'une **rectoplastie**, opération que nous avons décrite à propos du rétrécissement acquis du Rectum.

Lorsque le rectum est **oblitéré** par une membrane mince, il suffit d'inciser cette membrane verticalement et de faire ensuite chaque jour la dilatation du point rétréci avec le petit doigt.

Lorsque l'**oblitération** est épaisse, et ne permet pas de soupçonner la présence de l'ampoule, on devra se comporter comme dans le cas d'absence d'anus, c'est-à-dire qu'on fera l'incision médiane avec résection du coccyx et de la pointe du sacrum, et, décollant les tissus avec le doigt, on ira à la recherche du bout supérieur.

Cette recherche, souvent infructueuse, ne sera pas poussée trop loin. En cas d'échec on fera l'incision de la fosse iliaque gauche et l'anus iliaque. Introduisant ensuite une sonde dans le bout inférieur on tâchera d'en faire saillir le bout au périnée, et, si la tentative réussit, on incisera et suturera ce bout à la peau. Ainsi ont procédé avec succès Lannelongue et sir Paget.

S'il s'agit d'un **abouchement anormal à la peau**, on incisera l'ampoule à la région anale et on suturera la muqueuse à la peau.

Si c'est un **abouchement dans les voies urinaires** nous avons la certitude que le rectum descend assez bas dans le bassin; en outre une sonde, un stylet, introduits dans la vessie ou l'urèthre et de là dans le rectum, rendront plus facile la découverte de cet organe.

On n'a pas besoin de faire de manœuvres spéciales pour oblitérer l'orifice de communication qui se ferme de lui-même après dérivation des matières.

Les **abouchements à la vulve** seront traités par la méthode de Nélaton qui incise l'ampoule rectale, la détache de la vulve et la **transplante** à la région anale.

Giraldès se contente d'inciser l'ampoule avec suture à la peau, et d'oblitérer plus tard l'orifice vulvaire s'il y a lieu.

Dans un cas de *Kirmisson* l'abouchement vaginal ne pouvait être mis en évidence par l'examen au stylet, une incision périnéale fut infructueuse ; l'opérateur fit un anus iliaque.

L'auteur remarque qu'il aurait peut-être pu réussir à trouver l'ampoule par le procédé de *Martin de Lyon* qui fend la vulve et le périnée jusqu'au coccyx et incise jusqu'à ce qu'il trouve l'ampoule. Il reconstitue ensuite la vulve par des sutures appropriées.

PLAIES DU RECTUM

Nous ne nous occuperons pas des **plaies chirurgicales** du rectum, qui, comme on le sait, se produisent le plus souvent à l'occasion des diverses tailles ou du cathétérisme de l'urèthre; nous n'étudierons ici que les **plaies accidentelles**.

Celles-ci sont occasionnées par des coups de couteau, par des instruments piquants tels que *canules d'irrigateur*, chutes avec *empalement*, sur une fourche, un morceau de bois, ou un objet piquant quelconque. Les plaies par instruments contondants s'observent dans les fractures du bassin, lorsque les fragments osseux blessent le rectum.

Les coups de feu brisent d'ordinaire la ceinture pelvienne avant d'atteindre le rectum, parfois ils l'atteignent sans fracture préalable.

En dehors de la douleur locale, des envies fréquentes d'aller à la selle, d'un écoulement de sang continu ou intermittent par l'anus, les plaies du rectum ne sont guère caractérisées que par leurs complications, je veux parler de la **péritonite** et des **accidents d'infection péri-rectale**. Ces accidents reconnaissent pour cause l'infiltration des matières et des gaz dans le tissu cellulaire, ou encore l'infiltration d'urine lorsque les voies urinaires sont blessées simultanément. La suppuration peut d'ailleurs se développer par ce seul fait que la plaie débouche en milieu septique.

Le **pronostic** des plaies du rectum varie selon la **profondeur de la plaie** (plaies incomplèles ou complètes), selon que la plaie n'atteint qu'une partie ou la totalité de l'épaisseur des parois rectales); selon le siège de la plaie (plaie de la région extra-péritoniale ou intra-péritonéale du rectum); selon les lésions des organes voisins (os, vessie, gros vaisseaux, intestin grêle); selon que des corps étrangers sont ou non restés dans la plaie.

Traitement.

A. — **Plaie n'atteignant ni lepéritoine ni la vessie.**

On endormira le malade, on dilatera l'anus, on lavera le rectum, et on fendra le trajet de la plaie comme s'il s'agissait d'une fistule péri-rectale. On tamponnera ensuite à la gaze iodoformée et on constipera le malade avec des doses massives d'opium.

B. — **Plaie sous-péritoniale, atteignant l'urèthre ou la vessie.**

Si l'urèthre seul est blessé, après avoir dilaté l'anus et désinfecté le rectum, on fera l'incision de la taille pré-rectale et on bourrera la plaie.

On placera ensuite une sonde dans la vessie. Si le cathétérisme était impossible, on ouvrirait le périnée sur la ligne médiane pour trouver l'urèthre, ou bien on exécuterait le *cathétérisme rétrograde.*

C. — **Plaie intra-péritonéale.**

Les plaies pénétrantes du péritoine sont simples, ou bien compliquées de lésions de la vessie, ou de l'intestin.

En toute hypothèse on commencera par faire la laparotomie médiane afin d'explorer l'tntestin grêle et le gros intestin et de les suturer s'il y a lieu. On s'efforcera en outre de suturer la plaie rectale par l'abdomen. En cas d'impossibilité, on tamponnera provisoirement le petit bassin à la gaze iodoformée.

On procédera ensuite à la dilatation anale et à la désinfection du rectum. On s'efforcera de suturer la plaie rectale par l'intérieur du rectum.

En cas d'impossibilité, on ferait l'incision parasacrée, on ouvrirait le rectum à la hauteur présumée de la plaie accidentelle et on suturerait cette plaie à deux étages.

Dans une observation récente de Borsuk (*Chirurgische annalen*, 1895, p. 367), il s'agit d'un paysan qui tomba d'une meule de foin sur un piquet pointu ; ses camarades en le relevant remarquèrent que la pointe du piquet était cassée et supposèrent qu'elle lui était restée dans le corps.

Au moment de l'entrée à l'hôpital le ventre est ballonné, la température est à 38°,5 ; la sonde évacue 200 grammes d'urine sanglante. On constate une plaie étroite au voisinage de l'anus. Le lendemain la température est à 39°,5, le pouls est à 120 ; on retire des gaz avec l'urine. Le malade est endormi ; la plaie périnéale conduisait dans le rectum ; on fend le pont de parties molles, comme pour une fistule ordinaire. On constate alors une perforation de la vessie au-dessus de la prostate.

On fait alors la laparotomie ; il s'écoule du ventre une grande quantité de sérosité trouble, et le péritoine est très injecté. Sur l'S iliaque existe une ouverture dans laquelle est engagé un morceau de bois pointu du volume du petit doigt et long de 8 centimètres. On l'enlève, on résèque en coin la région blessée et on suture à trois étages. On trouve plus profondément une plaie de la vessie; cette plaie est traitée comme la précédente.

La rentrée des anses distendues fut très difficile, elle dura une demi-heure.

Le malade guérit.

Les indications principales ont été remplies dans cette intéressante observation; je ne me permettrai que deux légères critiques : 1° l'opération aurait dû être faite le jour même de l'entrée à l'hôpital; 2° on aurait dû commencer par la laparotomie au lieu de l'intervention par le rectum, qui était de nature à infecter les mains du chirurgien.

CORPS ÉTRANGERS DU RECTUM.

Les corps étrangers du rectum peuvent avoir été introduits par l'anus, par la bouche, ou s'être développés dans le tube digestif.

Ces derniers sont surtout constitués par des matières fécales accumulées, durcies parfois au point de constituer de véritables *coprolithes ;* cet accident s'observe surtout chez les constipés. Des calculs biliaires, des amas de magnésie calcinée peuvent devenir l'origine de coprolithes formés surtout de sels minéraux.

On a signalé parfois des masses énormes de vers intestinaux arrêtées dans le rectum.

Parmi les corps étrangers introduits par la bouche nous citerons les arètes de poisson, les fragments d'os, les clous, épingles, morceaux de verre. On a trouvé quelquefois des instruments bizarres tels que flûte, fourchette, couteaux.

Les corps étrangers introduits par l'anus sont les plus fréquents et les plus intéressants.

On connaît cette observation de *Marchetti*. Des étudiants introduisirent dans le rectum d'une femme une queue de cochon, à rebrousse-poil, les poils ayant été coupés courts.

On sait aussi que les forçats ont coutume de cacher dans leur rectum un nécessaire contenant des limes et fausses clefs ; mais ces objets ne provoquent pas souvent d'accidents.

C'est surtout dans un but lubrique que certains individus s'introduisent dans le rectum des objets soit *arrondis* comme des billes, des cailloux, de gros bouchons, des rouleaux de pâtisserie, des pilons ; soit *irréguliers* comme des morceaux de bois de toute espèce et de toutes formes ; soit des *corps fragiles* comme des *verres*, *bouteilles*, *pots de confiture*, etc.

Lorsque les corps étrangers sont enclavés dans le rectum, les malades éprouvent des *douleurs* plus ou moins vives avec des besoins d'aller à la selle ; souvent il survient de la rétention d'urine.

Lorsque le rectum éclate, se perfore, s'ulcère ou se sphacèle, on peut voir survenir des blessures de l'urèthre de la vessie, du péritoine ; des hémorrhagies ou des accidents septiques comme dans les plaies du rectum.

Comme accidents éloignés citons les fistules recto-urinaires et les rétrécissements cicatriciels du rectum.

Traitement

Les masses fécales durcies sont souvent difficiles à enlever. On endormira le malade, on dilatera l'anus, et, avec le doigt, le manche d'une cuiller, des tenettes, on fragmentera la masse du coprolithe.

Dans certains cas la dureté et le volume sont tels qu'on est obligé de fendre le rectum en arrière pour faire l'extraction du corps étranger.

Les corps étrangers de petite taille seront facilement extraits avec les doigts, des pinces, des tenettes.

Pour enlever les corps étrangers fichés dans les parois rectales, on essaiera d'abord de dégager leur extrémité inférieure ; on pourra ensuite les couper avec une cisaille. En cas d'échec on ferait la rectotomie postérieure.

Pour extraire une bouteille dont le goulot est en bas, on introduira dans la bouteille un bâtonnet attaché par son milieu à une forte ficelle ; arrivé dans la bouteille le bâtonnet se place en travers et donne un point d'appui solide pour tirer. Lorsque la bouteille a son goulot en haut, on peut, surtout lorsque la bouteille présente un fond excavé, perforer ce fond avec un burin et un marteau, et employer le même procédé que plus haut (bâtonnet).

Désormeaux dans un cas de ce genre a retiré une bouteille avec un petit forceps.

En aucun cas on ne prolongera les manœuvres d'extraction qui peuvent, par leur longueur et leur brutalité, devenir très dangereuses ; si l'extraction est trop difficile on fera la rectotomie qui la rendra facile. On restaurera immédiatement le sphincter et la paroi rectale par des sutures appropriées comme vient de le faire M. *Delbet* (Société de chirurgie 1895).

Dans certains cas le corps étranger est constitué de telle sorte qu'il ne peut redescendre, comme la queue de cochon citée plus haut ; on pourra avantageusement employer un verre de lampe, ou un cylindre creux analogue dans lequel on introduira le corps étranger qu'on attirera en même temps avec un fil.

Quelquefois le corps étranger est remonté dans l'S iliaque. Il est alors indiqué formellement de pratiquer la laparotomie. On essaiera d'imiter Verneuil qui put refouler le corps étranger dans l'anus sans inciser l'intestin ; mais bien souvent on ne pourra se dispenser de pratiquer l'*entérotomie;* on extraira le corps étranger puis on fermera l'incision intestinale par un triple étage de sutures; Réali, Studsgaard ont obtenu des guérisons dans des cas semblables.

RECTITES

Les rectites sont *aiguës* ou *chroniques ;* ces deux variétés reconnaissent les mêmes causes.

Elles sont *vulgaires* ou *spécifiques ;* les *rectites spécifiques* sont liées à la blennorrhagie, à la syphilis ou à la tuberculose ; les *rectites vulgaires* sont occasionnées soit par des lésions du rectum telles que rétrécissements, tumeurs, hémorrhoïdes, prolapsus, etc. ; soit par des corps étrangers, matières fécales très dures, vers intestinaux, pédérastie, corps étrangers introduits soit par la bouche, soit par l'anus.

L'abus des purgatifs, des suppositoires, des lavements peut aussi produire ou favoriser la rectite.

La rectite est caractérisée par la douleur, les troubles de la défécation, et les modifications de la muqueuse.

Dans les **rectites aiguës** il existe une douleur sacrée intense, avec pesanteur et chaleur. Elle peut irradier à l'hypogastre, aux reins, aux cuisses.

Il existe du tenesme rectal, des fausses envies fréquentes. Les selles sont douloureuses, fréquentes, diarrhéiques, elles contiennent du mucus, du pus ou du sang.

A l'inspection l'anus est rouge et douloureux, la muqueuse est parfois en ectropion ; le toucher est très douloureux à cause de la contraction du sphincter.

L'examen au spéculum (d'ailleurs contre-indiqué) permet de constater une muqueuse épaisse, œdémateuse, d'un rouge foncé, recouverte de mucus. Parfois à sa surface existent de petites escharres jaunâtres analogues à des grains de son.

Le **traitement de la rectite aiguë** sera le suivant. On mettra les malades au régime lacté exclusif; on donnera également des cachets de benzo-naphtol.

Des purgatifs légers administrés tous les deux jours faciliteront l'évacuation du rectum.

Des boissons délayantes tièdes seront données à profusion.

Pour calmer les douleurs, on essaiera les bains de siège, les sangsues à l'anus, les petits lavements laudanisés, les suppositoires à la belladone ou à la cocaïne, on s'abstiendra de grands lavements et d'irrigation rectales qui provoqueraient de la douleur.

Les **rectites chroniques** sont peu douloureuses, il existe seulement un peu de pesanteur pelvienne.

Les selles sont douloureuses, fréquentes, diarrhéiques, mélangées de muco pus et de sang.

La muqueuse est épaisse, indurée, violacée, saignante. Elle présente parfois des végétations qui peuvent devenir très volumineuses et constituer de véritables tumeurs (rectite proliférante d'Hamonic). Dans certaines formes de rectites on constate la présence d'ulcérations plus ou moins étendues ; à la longue la rectite chronique se complique de rétrécissement.

Le **traitement des rectites chroniques** comporte la suppression des aliments solides qu'on remplace par le régime lacté.

On fera plusieurs fois par jour de grandes irrigations à l'eau boriquée ou au permanganate de potasse à 1/1000, et on les fera suivre d'un tamponnement iodoformé permanent.

L'intervention chirurgicale est indiquée dans certains cas. Lorsqu'il existe des tumeurs végétantes volumineuses, on doit les inciser pour faciliter la défécation.

S'il existe des ulcérations rebelles au traitement local, on dérivera les matières par un anus iliaque temporaire ; en cas de persistance des ulcérations, on serait autorisé à pratiquer l'extirpation du rectum ou l'anus iliaque définitif.

ABCÈS DE LA RÉGION ANO-RECTALE.

Les suppurations ano-rectales s'observent plus souvent chez l'homme que chez la femme à cause de la présence des poils, à cause du frottement du pantalon et de la malpropreté plus grande chez les gens du peuple.

La prédilection de la tuberculose pour la région anale, la richesse de cette même région en veines variqueuses et en lymphatiques, la présence constante des matières fécales, constituent des conditions très favorables au développement des suppurations péri-anales.

Nous citerons parmi les causes déterminantes les lésions du rectum telles que : ulcérations, fissures, hémorrhoïdes, néoplasmes, etc... ; les traumatismes (opérations chirurgicales, introduction violente d'une canule à lavement, corps étrangers arrêtés dans les nids valvulvaires ou fragments d'os piqués dans la muqueuse, contusions violentes comme un coup de pied ou une chute sur un corps pointu, contusions répétées telles que celles de la voiture ou de l'équitation).

La suppuration peut provenir des organes voisins (abcès prostatiques, abcès tubaires de la femme, écoulements vulvaires virulents contaminant l'anus).

Le diabète, l'albuminurie, la goutte, les mauvais états généraux favorisent considérablement le développement des agents pyogènes.

La symptomatologie ne nous arrêtera guère ; elle se résume dans les signes habituels de la suppuration : tuméfaction, rougeur, œdème, chaleur, douleur, fièvre et mauvais état général.

La tuméfaction varie selon le siège de la suppuration.

Nous éliminerons les inflammations péri-rectales diffuses telles que la cellulite pelvienne diffuse et les phlegmons gangréneux péri-rectaux, dans lesquels il n'y a pas d'abcès limité mais plutôt septicémie généralisée, le plus souvent au-dessus de nos ressources.

Les abcès circonscrits sont *superficiels*, *ischio-rectaux*, *pelvi-rectaux supérieurs* ou *mixtes*, selon qu'ils siègent sous les téguments, dans la fosse ischio-rectale, au-dessus du rectum, de l'anus ou de chaque côté de ce même muscle.

A. Les **abcès superficiels** peuvent se développer à l'intérieur d'une bosselure hémorrhoïdaire, c'est *l'abcès phlébitique*. D'autres fois on constate simplement un abcès sous-tégumentaire qui peut être *sous-muqueux*, *sous-cutané*, ou *sous-cutanéo-muqueux*.

B Dans les **abcès de la fosse ischio-rectale**, le gonflement est considérable, il s'étend du coccyx aux bourses et de l'anus à l'ischion. Parfois les deux fosses ischio-rectales sont prises et le rectum se trouve ainsi isolé comme un battant de cloche.

C. Les **abcès pelvi-rectaux supérieurs** siègent au-dessus du releveur de l'anus, dans l'espace pelvi-rectal supérieur, situé entre le péritoine et le releveur. Les uns siègent sur les côtés du rectum, **abcès latéraux**; les autres siègent sur la ligne médiane, en arrière, dans la région du méso-rectum : ce sont les **abcès profonds médians ou méso-rectaux.** Les abcès pelvi-rectaux supérieurs se traduisent seulement par une tuméfaction profonde, appréciable seulement au toucher rectal et siégeant un peu au-dessus de la région des sphincters anaux.

D. Les **abcès mixtes** sont ceux qui ont traversé le releveur de l'anus et qui présentent la disposition en bouton de chemise.

La perforation peut se faire de haut en bas en cas d'abcès pelvi-rectaux supérieurs, ou de bas en haut par extension d'un abcès ischio-rectal. D'autres fois une même lésion du rectum peut avoir inoculé simultanément les deux régions situés au-dessus et au-dessous du releveur de l'anus.

Les abcès mixtes présentent les signes réunis des abcès ischio-rectaux et pelvi-rectaux supérieurs.

Traitement.

Avant d'entreprendre le traitement opératoire des abcès péri-rectaux, il convient d'assurer l'antisepsie pré et post-opératoire par une préparation spéciale.

Le malade ayant été purgé l'avant-veille, sera soumis à la diète lactée; on lui donnera matin et soir un lavement évacuant, suivi d'un lavage boriqué, avec une sonde de Budin à double courant.

La région anale sera savonnée, rasée et pansée avec des compresses phéniquées humides, à 2 et demi 0/0.

Toute opération sur la région anale sera précédée d'une dilatation de l'anus avec le speculum de Trélat et d'une irrigation large du rectum à l'eau boriquée. On placera profondément un tampon iodoformé dans le rectum pour éviter l'effusion des matières dans la plaie opératoire; après l'opération on placera un tampon iodoformé dans le rectum, et on maintiendra le régime lacté pendant 8 jours. Le malade prendra en même temps 10 ou 15 centigrammes d'extrait d'opium pour réaliser une constipation absolue ; à partir du huitième jour le malade prendra un verre d'eau de Sedlitz afin d'obtenir une selle à une heure fixe, après laquelle on procédera au pansement.

Comment doit-on opérer les abcès de la région ano-rectale ?

Une incision simple, verticale pour les **abcès sous-muqueux**, parallèle aux plis rayonnés pour les foyers sous-cutanés, dépassant un peu les limites du foyer, suivie du curage, de la cautérisation du foyer et d'un tamponnement iodoformé, suffira pour les formes simples.

La question est plus complexe pour les **abcès de la fosse ischio rectale.**

Les chirurgiens modernes hésitent encore entre la formule de *Faget*, qui conseillait d'inciser le rectum dans toute la hauteur de l'abcès, afin d'éviter la production d'une fistule est le précepte de *Foubert*, quicroyait l'incision du rectum inutile et se contentait de l'incision simple du foyer. Forgue et Reclus conseillent l'incision du rectum comme exposant moins à la fistule.

Je pense avec Hartmann et Quénu que l'incision du rectum doit être évitée autant que possible, à cause de l'incontinence des matières qu'elle comporte et à cause de la cicatrice difforme et douloureuse qu'elle provoque.

D'ailleurs, si la plaie reste fistuleuse c'est à cause des mouvements d'ascension du rectum, et surtout en raison du mauvais drainage de la cavité ; et si l'incision du rectum facilite la cicatrisation, c'est parce qu'elle contribue puissamment à transformer une plaie anfractueuse en plaie plate. Mais on peut obtenir ce résultat plus simplement et à moins de frais par l'incision large, le drainage des diverticules et le tamponnement iodoformé. Disons cependant que, si on constatait au cours de l'opération que le rectum communique avec le foyer par une perforation, on devrait fendre immédiatement le rectum depuis l'anus jusqu'à l'orifice en question.

On pratiquera une grande incision parallèle à la branche ischio-pubienne et passant à égale distance de l'anus et de l'ischion. Cette incision sera prolongée en arrière jusqu'à la limite du diverticule fessier.

Si le diverticule antérieur de la fosse ischio-rectale se prolonge au loin du côté du pubis, on y placera un gros drain qu'on suturera à la peau avec un crin de Florence.

Si l'abcès occupait les deux fosses ischio-rectales, on inciserait les deux foyers comme il a été dit.

Le traitement des abcès **Pelvi-rectaux supérieurs** varie un peu selon l'origine de l'abcès et les variétés du siège. Les abcès péri-rectaux, liés à la suppuration des trompes, comportent un traitement spécial que nous ne voulons pas aborder ici. On leur appliquera le traitement des abcès pelviens de la femme.

Les abcès d'origine prostatique devront être attaqués par l'incision de la taille pré-rectale.

Les abcès **pelvi-rectaux supérieurs à siège latéral** seront attaqués par la même incision que ceux de la forme ischio-rectale; arrivé dans la profondeur, on éraillera les fibres du releveur de l'anus avec un instrument mousse; on fera une brèche musculaire parallèle à la direction de ses fibres.

On abordera les **abcès méso-rectaux** par une incision médiane postérieure prolongée au besoin sur les côtés du coccyx et du sacrum.

Dans quelques cas rares les abcès pelvi-rectaux supérieurs gagnent la fesse par l'échancrure sciatique et nécessitent alors l'incision fessière parallèle aux fibres du grand fessier.

FISTULES A L'ANUS

Nous n'étudierons pas ici les fistules d'origine osseuse ouvertes à la région anale, ni les fistules recto-vulvaires et recto-vaginales qu'on décrit ordinairement dans les livres de gynécologie, ni les fistules recto-urinaires qui se rattachent plutôt à la chirurgie des voies urinaires.

Nous nous bornerons à considérer :

1° *Les fistules sous-tégumentaires*,

2° *Les fistules de l'espace pelvi-rectal supérieur*.

A. Fistules sous-tégumentaires.

Les fistules *complètes* se composent d'un orifice supérieur muqueux, d'un trajet et d'un orifice inférieur cutané.

Les fistules *borgnes* se composent d'un trajet et d'un seul orifice *muqueux* pour les fistules borgnes internes, *cutané* pour les *fistules borgnes externes.*

Les *fistules simples* sont celles dont le trajet est sensiblement vertical et unique; les *fistules complexes* sont à trajets et orifices multiples; les *fistules en fer à cheval*, simples ou complexes, contournent une partie de la circonférence du canal ano-rectal.

En général les trajets sont longs et tortueux avec des étranglements et des dilatations.

On distingue les fistules en *extra-sphinctériennes* et *intra-sphinctériennes* selon que leur trajet passe en dehors ou en dedans du sphincter anal. Les fistules anales siègent rarement en avant de l'anus, elles sont surtout latérales, moins souvent postérieures.

Les fistules anales succèdent aux abcès ano-rectaux, elles compliquent très souvent les rétrécissements même peu serrés du rectum. Les unes sont tuberculeuses, et l'infection de leurs parois suffit à expliquer leur persistance ; les autres non tuberculeuses persistent à cause de l'introduction constante des matières dans le trajet, à cause des mouvements incessants de la région anale pendant la marche et la respiration et à cause enfin des rétrécissements alternant avec des dilatations du trajet, qui empêchent le libre écoulement du pus.

Les fistules anales ne se traduisent guère que par un écoulement de pus généralement peu abondant, qui provoque de l'érythème et des démangeaisons locales. Des gaz s'échappent par la fistule malgré les efforts du malade.

On complétera l'examen des fistules par le cathétérisme au stylet ; mais on ne trouvera pas toujours facilement l'orifice interne.

Les *fistules borgnes internes* seront soupçonnées quand le malade accuse un écoulement de pus peu abondant, sans qu'on puisse constater d'orifice apparent du côté de la peau. On sentira dans ces cas avec la pulpe de l'index un point induré sur le pourtour de l'orifice anal, qui correspond au fond de la fistule. En introduisant un stylet recourbé en crochet dans l'anus, on pourra cathétériser le trajet fistuleux pendant la descente de l'instrument.

Les *fistules ostéopathiques* se distinguent des fistules anales par l'abondance de l'écoulement purulent. Le stylet en les parcourant arrive sur un os dénudé.

Les *fistules urinaires* sont parfois difficiles à distinguer des fistules anales proprement dites. Elles sont généralement situées en avant de l'anus. En outre l'injection d'une solution colorée (à la fuchsine) dans la vessie, colorera les sécrétions de la fistule en communication avec l'appareil urinaire.

Traitement.

Faut-il opérer les fistules des tuberculeux ? Nous répondrons oui pour l'immense majorité des cas. Seules les fistules des sujets très cachectiques seront respectées ; on leur appliquera un traitement palliatif, consistant dans des injections de teinture d'iode et des pansements à l'iodoforme. Nous n'apprécions guère la vraie ligature élastique qui est assez douloureuse ; nous préférerions passer à travers le trajet un lien de caoutchouc plein, aussi volumineux que possible ; on noue lâchement les deux extrémités de ce lien. — A la longue il coupe le pont de peau et la plaie devenue plate se cicatrise.

On a objecté contre l'opération des fistules tuberculeuses que la suppression de cet exutoire était dangereuse, que l'intervention exposait à la généralisation de la tuberculose ; que les fistules tuberculeuses ne guérissaient jamais par l'incision.

Autant d'affirmations, autant d'erreurs : les fistules guérissent quand l'opération est faite correctement, et l'intervention n'a aucun retentissement sur l'état général.

L'opération sera conduite de la manière suivante : Le rectum a été désinfecté comme nous l'avons dit à propos des abcès. Le malade est anesthésié ; on dilate l'anus, on lave le rectum à l'eau boriquée et on le tamponne à l'iodoforme dans la profondeur.

On introduit une forte sonde cannelée dans le trajet et on tâche de la faire sortir par l'orifice interne ; si on ne le trouve pas, on perfore de vive force la muqueuse ; on fait ensuite ressortir le bec de la sonde par l'anus et l'on coupe au bistouri le pont de tissus ainsi chargés.

On saisit avec deux pinces de Kocher les deux lèvres du trajet qu'on vient d'inciser, on explore à la sonde cannelée le décollement de la muqueuse qu'on trouve presque constamment au-dessus de l'orifice interne et on le sectionne aux ciseaux.

Lorsque le trajet est sensiblement rectiligne sans diverticules, il est indiqué de tenter la *réunion immédiate* préconisée par Smith et Quénu. A cet effet, on incise autant que possible le trajet de la fistule au bistouri, puis on le gratte à la curette et on le cautérise au ZnCl au 1/10.

On place alors dans la région anale des sutures au catgut sous le trajet, sans que le fil apparaisse dans la plaie. — Dans la région cutanée on place des catguts, des soies ou des crins de Florence. On laisse une mèche iodoformée dans l'anus, et on observe les soins consécutifs que nous avons indiqués au chapitre *Abcès à l'anus* (diète lactée, opium, etc.).

La réunion immédiate permet d'obtenir une guérison beaucoup plus rapide que la réunion secondaire. Pour les fistules extra-sphinctériennes elle est très avantageuse, car sans elle le malade éprouve pendant plusieurs mois les inconvénients de l'incontinence du sphincter anal, en outre la cicatrice consécutive est très profonde , très gênante et très disgracieuse.

Lorsque les fistules sont très complexes, ou en fer à cheval, la réunion est très aléatoire, surtout si la lésion est tuberculeuse. On pourra cependant la tenter, quitte à enlever les sutures si la suppuration de la plaie devenait inquiétante.

Dans certaines fistules en fer à cheval à double orifice cutané, on peut être exposé à couper le sphincter en deux points différents; pour éviter cet inconvénient on suivra la pratique d'Hartmann et Quénu, qui conseillent en pareil cas de sectionner le sphincter en arrière sur la ligne médiane, de poursuivre ensuite les trajets à la sonde cannelée, et au bistouri et à terminer par la réunion immédiate de toutes les plaies opératoires.

B. Fistules-pelvi-rectales supérieures.

Ces fistules sont ordinairement la conséquence des abcès pelvi-rectaux supérieurs; elles reconnaissent souvent comme cause première des lésions du rectum, de l'urèthre, de la prostate, des os du bassin. Elles compliquent souvent des rétrécissements du rectum, ou des abcès à l'anus primitivement bas placés.

Rarement complètes, ces fistules sont généralement borgnes externes. Leur trajet très profond mesure de 10 à 15 centimètres.

Il est généralement rétréci au niveau du releveur et il se dilate en forme de poche au-dessus de ce muscle

L'*orifice cutané* siège rarement en avant ou en arrière de l'anus; il est presque toujours sur les côtés de l'anus et en est éloigné de plusieurs centimètres.

Le *diagnostic* de ces fistules est basé sur les signes suivants : trajet très profond, orifice externe latéral et éloigné de l'anus, écoulement de pus abondant, fréquence des poussées inflammatoires aiguës coïncidant avec des périodes de rétention purulente.

Traitement

L'épaisseur et la vascularisation des tissus faisaient craindre aux vieux chirurgiens d'inciser ces fistules. C'est pourquoi Gerdy et Richet imaginèrent de sectionner la paroi rectale au moyen d'un entérotome dont une branche était introduite dans la fistule et une autre par l'anus.

Verneuil, Chassaignac, pour les mêmes raisons, employaient l'écraseur, et Ball la ligature élastique.

Ces procédés n'ont plus à l'heure actuelle la moindre valeur, et l'incision est de beaucoup préférable.

Kelsey, Richet, Maynard, Quénu et Hartmann conseillent de renoncer à l'incision du rectum; ils font une grande incision antéro-postérieure et ouvrent le foyer jusqu'au-dessus du releveur sans attaquer le rectum; on bourre la plaie à la gaze iodoformée et on laisse guérir par bourgeonnement.

Cette technique est la plus rationnelle et mérite d'être adoptée.

HÉMORRHOIDES

Les *hémorrhoïdes* sont des tumeurs constituées par la dilatation variqueuse des veines de la région ano-rectale.

On les distingue en *hémorrhoïdes internes* ordinairement cachées, et qui siègent sur les branches d'origine des veines hémorrhoïdales supérieures, et en *hémoroïdes externes* visibles à l'extérieur et développées sur les veines hémorrhoïdales inférieures.

On peut voir sur un même sujet les deux variétés d'hémorrhoïdes.

Les veines malades siègent dans la couche sous-muqueuse ; elles présentent des lésions de phlébite variqueuse qui augmentent tout d'abord l'épaisseur de leurs parois, mais diminuent leur résistance ; à un moment donné ces veines se laissent distendre, puis elles s'ouvrent les unes dans les autres de façon à constituer une sorte de tissu caverneux.

Les capillaires peuvent devenir aussi dilatés et comme caverneux.

Les hémorrhoïdes s'observent surtout à partir de 30 ou 40 ans.

Elles sont à peu près aussi fréquentes chez l'homme que chez la femme.

La grossesse provoque habituellement l'apparition d'hémorrhoïdes qui peuvent disparaître après la délivrance. D'après Budin on observerait des hémorrhoïdes chez un tiers des femmes enceintes.

Les *goutteux*, les *gros mangeurs* en sont plus fréquemment affectés.

L'influence du vin, de l'alcool, des épices, n'est pas douteuse.

La constipation, la vie sédentaire, la diarrhée, l'aloès, la rhubarbe, la malpropreté locale, l'emploi de papier grossier provoquent aussi l'apparition des hémorrhoïdes.

Certaines hémorrhoïdes sont *symptomatiques* d'une affection du rectum (rectites, tumeurs, etc.), d'une tumeur pelvienne, de la grossesse, des affections de la vessie, de l'urèthre, de la prostate, de l'utérus, du foie, du cœur.

La pathogénie des hémorrhoïdes n'est pas encore complètement élucidée. *Duret* admet la théorie mécanique basée sur l'absence de valvules, et sur l'indépendance des circulations anale et rectale; indépendance qui ne permet pas, au moment de l'effort, l'écoulement du sang des veines rectales dans celles de l'anus.

Cette théorie est inexacte, car les injections anatomiques montrent les larges voies de communication entre le système cave et le système porte. *Stahl*, *Duplay* admettaient la congestion active des hémorrhoïdes sous l'influence de la goutte, des aliments excitants, etc.

En réalité ces poussées congestives n'ont lieu que dans les hémorrhoïdes déjà développées; elles ne se produisent pas sur des veines intactes. *Quénu* et *Hartmann* pensent que les hémorrhoïdes sont le résultat d'une *phlébite infectieuse* qui survient en raison de la fréquence des éraillures d'une région constamment baignée par des matières septiques.

Je crois pour ma part que les hémorrhoïdes sont

le résultat d'une faiblesse du système veineux de l'anus, comme les varices des membres inférieurs, comme le varicocèle; de même, le rein mobile, l'entéroptose, le prolapsus utérin sont le résultat de la faiblesse des parois abdominales et de la région périnéale.

Les infections favorisent le développement des varices en altérant encore davantage les parois veineuses.

Les hémorrhoïdes non compliquées ne présentent que des symptômes presque insignifiants; quelques démangeaisons, un peu d'écoulement muqueux, et c'est tout. Les hémorrhoïdes externes non enflammées sont constituées par des replis cutanés ridés et incolores; sous l'influence de l'effort, on voit apparaître des bourrelets bleuâtres qui s'affaissent quand la respiration redevient normale.

Les hémorrhoïdes internes non enflammées sont assez difficiles à mettre en évidence; il faut faire faire au malade un effort prolongé, puis écarter les fesses et déplisser la région anale pour voir prolaber la muqueuse rectale. Dans certains cas on devra administrer un lavement chaud pour rendre le bourrelet plus évident; d'autres fois il faudra dilater l'anus complètement pour constater la lésion. Les hémorrhoïdes présentent fréquemment des phénomènes de fluxion; les examens bactériologiques de Hartmann et de Quénu leur ont montré la présence dans le sang des hémorrhoïdes du bactérium coli, soit pur, soit associé aux staphylocoques; parfois il n'y a que des streptocoques.

Les hémorrhoïdes enflammées deviennent dures, tendues, douloureuses; elles peuvent se rompre, suppurer et provoquer alors des abcès ou des fistules, se gangrener, ou enfin se résoudre, s'indurer ou s'ulcérer.

Les hémorrhagies sont une complication sérieuse des hémorrhoïdes internes; parfois bienfaisantes comme chez les goutteux, elles sont ordinairement épuisantes par leur répétition et peuvent alors provoquer la mort.

Les hémorrhoïdes internes présentent encore une complication sérieuse, constituée par la procidence du paquet hémorrhoïdaire hors de l'anus au moment des selles.

Tout d'abord la tumeur rentre d'elle-même ; un peu plus tard le malade est obligé de la rentrer avec son doigt; à un moment donné la tumeur est irréductible à cause du spasme du sphincter, le malade souffre alors violemment, et la tumeur finit par se sphacéler.

Signalons enfin l'ulcération douloureuse de la muqueuse qui donne lieu aux symptômes de la fissure à l'anus.

On confond assez souvent les hémorrhoïdes avec les condylomes, avec l'épithélioma de l'anus, avec les polypes ou le prolapsus du rectum, mais cette erreur n'est possible qu'avec un examen insuffisant.

Traitement

Pour éviter les inconvénients des hémorrhoïdes il faut s'abstenir absolument de vin, liqueurs, café, thé, épices, gibier, poisson de mer, crustacés.

On combattra la constipation par les laxatifs : magnésie, cascara, huile de ricin, podophylle, etc.

Les malades éviteront de frotter la région malade avec des papiers grossiers et malpropres ; matin et soir ils prendront un bain de siège froid, et chaque soir un quart de lavement froid.

L'hamamelis virginica à la dose de 15 à 20 gouttes de teinture, dans un peu d'eau, paraît avoir des avantages très nets.

Lorsque les hémorrhoïdes ne sont pas compliquées, il est indiqué de les respecter. Il n'en est pas de même quand elles présentent des complications.

Les hémorrhagies, quand elles sont graves, réclament l'intervention chirurgicale. Quand elles ne sont pas graves et quand elles n'affaiblissent pas les malades, on peut attendre. On respectera les hémorrhagies légères des goutteux ; ces accidents légers remplacent chez eux avantageusement d'autres manifestations goutteuses plus désagréables.

Lorsqu'il survient des poussées inflammatoires, on peut les calmer avec des bains de siège froids, des lavements froids, des compresses boriquées froides et des suppositoires à la cocaïne, antipyrine ou belladone.

L'opération est indiquée formellement pour les hémorrhagies graves, les poussées inflammatoires, le prolapsus et l'irréductibilité.

Il y a contre-indication à opérer les hémorrhoïdes symptomatiques d'une manière générale.

Cependant si la vie était menacée ou rendue insupportable par des complications graves, on devrait opérer quand même.

Les méthodes opératoires proposées contre les hémorrhoïdes sont de trois ordres :

1° Dilatation anale,

2° Modification des hémorrhoïdes,

3° Destruction des hémorrhoïdes.

1° **La dilatation anale** a été préconisée par Verneuil,

Fontan, Monod, Duret, Reclus. On croyait tout d'abord qu'elle ne guérissait pas seulement les accidents des hémorrhoïdes, mais qu'elle faisait disparaître l'affection elle-même. Des récidives nombreuses, rapportées par Reclus, ont montré ce que cette opinion avait d'inexact. La dilatation doit néanmoins être conservée comme le premier temps de toutes les interventions contre les hémorrhoïdes.

2° **Méthode modificatrice.** — Nous n'insisterons pas sur les attouchements d'acide nitrique, méthode lente, douloureuse et qui expose à l'infection et aux rétrécissements ultérieurs.

En Amérique on emploie beaucoup les injections interstitielles de glycérine phéniquée de Kelsey. Cette méthode est lente, douloureuse et assez dangereuse. Andrews a relevé 13 cas de mort sur 300 cas traités de cette façon.

Plus satisfaisante est la cautérisation profonde des bosselures hémorrhoïdaires avec une pointe de thermo-cautère.

3° **Méthode destructive.** — On a abandonné l'ablation à l'*écraseur* de Chassaignac.

La **ligature** a été perfectionnée par Allingham. Cet auteur saisit un paquet hémorrhoïdaire avec une pince, et incise la muqueuse un peu au-dessous, puis dissèque la tumeur qu'il sépare des couches profondes. Quand la masse a été snffisamment pédiculisée, il lie le pédicule à la soie. Cette méthode n'est pas applicable aux cas où il existe un gros bourrelet circulaire, elle est en outre moins simple que l'ablation au bistouri.

Méthode de Richet. — Volatilisation. — Richet embrochait le paquet hémorrhoïdal avec un fil métallique ; puis il le saisissait avec une *pince-cautère écra-*

sante analogue à un fer à friser, rougie au feu. Les hémorrhoïdes étaient complètement détruites par la cautérisation.

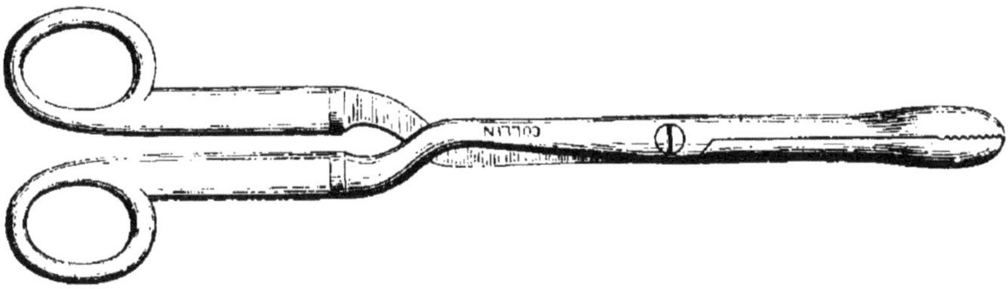

Fig. 20. — Pince-cautère écrasante de Richet.

Opération de Whitehead. — Le malade étant anesthésié, on fait d'abord la dilatation de l'anus.

On incise circulairement à l'union de la muqueuse et de la peau.

On décolle des parties profondes les hémorrhoïdes avec la muqueuse, jusqu'à ce qu'on arrive à la limite des lésions.

Whitehead sectionne alors le manchon de muqueuse en 4 valves verticales.

Il coupe ensuite chacune des valves horizontalement à son extrémité supérieure ; cette section se fait à petits coups. Au fur et à mesure on suture la muqueuse saine à la peau.

Quénu a modifié l'opération de Whitehead ; comme lui il dissèque la muqueuse avec les hémorrhoïdes ; mais au lieu de réséquer la muqueuse, il se contente d'abraser sur sa face profonde les ampoules hémorrhoïdaires les plus saillantes. La muqueuse est remise en place et suturée à la peau.

Le procédé de Quénu est avantageux lorsque la muqueuse enflammée et friable se coupe sur les sutures ; mais il est insuffisant quand la muqueuse est trop malade ou exubérante (prolapsus). Le mieux est alors de revenir au procédé de Whitehead pur.

Je reproche au procédé de *Whitehead* d'exposer à ce que les fils coupent la muqueuse ; celle-ci remonte alors et il peut se produire un rétrécissement de l'anus.

Je préférerais pour ma part la technique suivante beaucoup plus simple :

Le rectum a été vidé par un régime préalable (voir Abcès de l'anus).

Le malade est anesthésié.

On commence par dilater l'anus avec le speculum de Trélat, on irrigue le rectum à l'eau boriquée.

On enlève alors aux ciseaux courbes des bandes verticales de muqueuse malade avec les veines sous-jacentes. Chaque bande réséquée mesure 2 centimètres de large et est séparée de sa voisine par une bande de même largeur qu'on laisse en place.

Les bandes laissées en place empêchent le rétrécissement de l'anus ; l'hémostase se fait par tamponnement.

Le malade est ensuite laissé au régime lacté et à l'opium pendant huit jours ; on panse ensuite le malade chaque jour après la selle du matin.

FISSURE A L'ANUS

On appelle fissure à l'anus une affection caractérisée par une petite ulcération superficielle, siégeant dans les plis de l'anus, s'accompagnant de douleurs violentes provoquées surtout par la défécation.

La fissure douloureuse n'existe qu'à la condition d'être superficielle, les ulcérations profondes n'atteignent pas les filets nerveux terminaux dont la sensibilité est exquise.

Les fissures anales non douloureuses sont relativement profondes, ou bien elles sont portées par des sujets peu nerveux.

Les fissures anales ne guérissent guère spontanément parce que la plaie est sans cesse ravivée par les mouvements de la région, par la défécation, parce que leur surface est anfractueuse dans cette région sillonnée de plis.

Toutes les érosions de la région anale peuvent devenir douloureuses, qu'elles soient syphilitiques, chancreuses simples, hémorrhoïdaires, traumatiques ou liées à l'herpès, l'eczéma ou un érythème quelconque.

Les Anglais (*Hilton*) attribuent les douleurs à l'irritation des nerfs mis à nu par la fissure ; Hartmann et Quénu contestent la dénudation des nerfs qu'ils n'ont pas constatée, ils ont seulement trouvé des filets nerveux atteints de névrite, dans la profondeur des tissus. La dénudation des filets terminaux est certaine, mais elle est très difficile à constater, les filets terminaux des nerfs ne pouvant être mis en évidence même à l'état normal que par des procédés très compliqués.

La douleur de la fissure commence pendant la défécation, c'est alors une sensation de déchirure ; quelques gouttes de sang s'écoulent après le bol fécal. La défécation terminée, la douleur change de caractère : elle ressemble à une brûlure.

Dans les *formes légères*, *tolérables*, la douleur ressemble à une cuisson peu intense qui dure moins d'une heure.

Dans les *formes graves*, *intolérables*, la douleur persiste plusieurs heures, parfois toute la nuit. Dans certains cas, les accès douloureux surviennent d'eux-mêmes sans que la défécation les provoque.

Les douleurs sont parfois telles qu'elles provoquent la syncope ; elles s'irradient au bassin, aux reins, aux cuisses.

Les malades atteints de fissure redoutent la douleur à ce point qu'ils se retiennent le plus qu'ils peuvent d'aller à la selle. La constipation prolongée qui en résulte provoque des troubles digestifs graves, parfois même une véritable stercorémie.

Le système nerveux de ces malades s'altère ; ils deviennent irritables, hypocondriaques ; ils sont hantés par des idées de suicide

Les jeunes enfants atteints de fissure sont très constipés, ils se refusent à aller à la selle ; au moment où le bol est expulsé, ils poussent des cris, et on trouve quelques gouttes de sang sur le papier ou le linge qui les essuie.

Pour faire l'examen local, on place le malade dans le décubitus latéral, on écarte les fesses et on déplisse l'anus. On voit ordinairement en arrière de l'anus une petite ulcération, allongée, superficielle, cachée au fond d'un pli, à bords rouges, à fond grisâtre, et dont la surface sèche saigne facilement.

Parfois, à son extrémité inférieure, on trouve une petite production polypiforme, qui est parfois constituée par une valvule de Morgagni arrachée par le bol fécal.

Autant que possible on s'abstiendra de pratiquer le toucher rectal, qui est très douloureux ; si on était obligé de le faire, on injecterait au préalable de la cocaïne sous la fissure.

La pression du doigt sur le bord inférieure du sphincter permet de constater que ce muscle est ordinairement dur et contracturé.

Traitement.

Le **traitement médical** ne réussit guère que dans les cas simples où la douleur est médiocre. Il consiste dans l'emploi de lavements, de pommade au ratanhia, de suppositoires à la cocaïne, l'antipyrine, la belladone en lavages boriqués. Il sera bon de toucher l'ulcère au crayon de nitrate d'argent.

Le traitement chirurgical est représenté par l'incision et la dilatation. En France, c'est la dilatation qui constitue la méthode de choix, l'incision n'est employée qu'après l'échec de l'autre méthode.

La **dilatation de l'anus** a été créée par Récamier qui faisait surtout une sorte de massage de l'anus, et surtout par *Nélaton* qui pratiquait la dilatation avec les doigts. On emploie soit les deux index, soit les pouces, soit un speculum comme celui de Cusco ou de Trélat. Les speculums ont l'inconvénient de déchirer la muqueuse. Il est difficile de faire l'antisepsie rectale avant la dilatation anale, à cause des douleurs provoquées par les selles et par les instruments laveurs.

On se contentera de savonner et laver antiseptiquement la région anale. Le malade étant anesthésié à la cocaïne ou chloroformé à fond, on introduit un pouce graissé dans l'anus, puis l'autre pouce; on les écarte l'un de l'autre jusqu'à la rencontre des ischions. On lave alors le rectum à l'eau boriquée et comme pansement on place une mèche de gaze iodoformée dans l'anus pendant deux ou trois jours.

La dilatation anale guérit la douleur et la fissure en supprimant le spasme du sphincter qui se trouve momentanément paralysé. En rendant plus profonde la fissure, elle déchire les nerfs dénudés dont les extrémités ne peuvent plus transmettre les irritations qu'elles subissent.

Lorsque la dilatation n'a pas guéri la fissure, il est indiqué de faire l'incision préconisée par *Boyer*, — ou mieux encore l'**excision**.

Boyer incisait toute l'épaisseur du sphincter en un point quelconque de sa circonférence. Nous préférerions exciser la fissure aux ciseaux courbes après dilatation de l'anus, et réunir ensuite les bords de la plaie par quelques sutures au catgut ou à la soie.

PROLAPSUS DU RECTUM

On appelle prolapsus du rectum l'issue par l'anus d'une partie ou de la totalité des parois rectales.

Le prolapsus peut n'être constitué que par la muqueuse rectale (prol. muqueux), ou bien par toute l'épaisseur des parois rectales (prolapsus complet) ; le gros intestin peut prolaber en même temps que le rectum : (prol. recto-colique) ; on appelle *hédrocèle* la descente de l'intestin grêle entre les deux cylindres du prolapsus.

Le *prolapsus muqueux* se présente sous la forme d'un bourrelet aplati, rouge, saignant, recouvert de mucosités. Il n'existe pas de sillon entre sa base et la peau de l'anus. Le prolapsus muqueux ne mesure jamais plus de 4 à 5 centimètres en hauteur.

Le *prolapsus complet* est beaucoup plus volumineux, il varie du volume du poing à celui d'une tête d'enfant. Comme longueur il mesure habituellement 8 à 10 centimètres, parfois beaucoup plus.

Entre la base du prolapsus et l'anus on trouve un sillon qui remonte d'autant plus haut que la partie inférieure du rectum est intacte sur une plus grande hauteur.

L'orifice intestinal qu'on trouve au sommet du prolapsus est tiré un peu en arrière par le méso-rectum. En palpant les parois avec un doigt dans le canal intestinal et un autre doigt à l'extérieur du prolapsus, on fait glisser l'une sur l'autre deux parois distinctes.

Par la percussion (chiquenaude), on déterminera la présence d'anses grêles tombées dans le prolapsus.

Le prolapsus rectal s'observe surtout chez l'enfant et chez le vieillard.

Chez l'enfant il reconnaît surtout pour cause la diarrhée et les longues séances sur le vase. Il est parfois la conséquence des efforts de constipation, de la toux de la coqueluche, des épreintes des calculeux.

Chez les *vieillards* le prolapsus est la conséquence du relâchement des tissus, de la diarrhée, des affections des voies urinaires, de la paraplégie.

Indiquons encore comme causes exceptionnelles les polypes, les rétrécissements du rectum, la sodomie.

Le prolapsus rectal peut se compliquer d'étranglement, qui peut aboutir au sphacèle dont la péritonite peut être la conséquence immédiate, et la sténose la conséquence éloignée.

On ne confondra pas le prolapsus du rectum avec une invagination iléo-colique sortant par l'anus; dans ce dernier cas, il est impossible d'atteindre avec le doigt ou une sonde le fond du sillon anal.

Traitement.

Chez l'enfant le traitement sera surtout hygiénique. Avant tout, on supprimera la cause : diarrhée, calculs vésicaux, phimosis, polypes, rétrécissements. On réduira le prolapsus toutes les fois qu'il sera sorti, avec la main recouverte d'un linge fin enduit de vaseline. Le petit malade n'ira à la selle que dans le décubitus latéral, le soir autant que possible afin que la situation horizontale prédispose le moins possible à la procidence.

A ces précautions on ajoutera l'emploi de lavements et suppositoires à l'alun, au ratanhia ou au cachou.

Dans quelques cas rebelles on pourrait employer les raies verticales au thermo-cautère pour décongestionner le prolapsus et clouer la muqueuse aux autres tuniques.

Chez l'adulte et le vieillard nous avons à notre disposition contre le prolapsus complet :

1° *Les opérations sur le périnée.*

2° *Les opérations sur le rectum.*

1° Opérations sur le périnée.

Dupuytren faisait l'excision de quelques plis rayonnés de l'anus, méthode insuffisante pour les gros prolapsus. *Roux* et *Robert* rétrécissaient l'anus en incisant un lambeau triangulaire à base anale et à sommet coccygien.

Schwartz a fait une opération analogue en avant de l'anus. Il a fait en outre des raies de feu sur le prolapsus et a guéri son malade.

2° Opérations sur le rectum.

L'intervention sur le rectum consiste :

a) à le rétrécir;

b) à l'enlever;

c) à le fixer.

a) **Rétrécissement du rectum.**

La cautérisation du prolapsus à l'acide nitrique est abandonnée comme exposant à la péritonite et aux rétrécissements.

La méthode de *Lange* qui résèque le coccyx et rétrécit le rectum en faisant sur la paroi postérieure un pli médian fixé par des sutures, cette méthode d'intervention est absolument insuffisante.

La méthode des raies de feu longitudinales est inoffensive mais peu active : on peut la conserver comme opération adjuvante.

b) **Résection du rectum.**

Marchal de Calvi liait en masse le prolapsus sur une canule ; des accidents mortels entre les mains de Weinlechner, Dittel, Hofmokl ont fait renoncer à cette pratique.

L'antisepsie nous a permis de reprendre avec succès la résection au bistouri exécutée en 1833 par Ricord.

Auffret en 1882, *Mikuliz* en 1883, *Segond* en 1889, *Trélat*, *Chaput*, *Bogdanik*, ont ramené l'attention sur cette opération, *Mikulicz* procède de la manière suivante : A quelques centimètres de l'anus il incise transversalement la face antérieure du prolapsus jusqu'au péritoine. Il exécute une première rangée de sutures séro-séreuses, puis il coupe la paroi antérieure du cylindre interne et fait la suture muco-muqueuse des deux demi-cylindres sectionnés.

Il coupe ensuite le demi-cylindre postérieur et interne, fait la suture séro-séreuse, puis le demi-cylindre postérieur et externe et termine par la suture muco-muqueuse.

Segond procède de la manière suivante : il coupe entre deux pinces le prolapsus, des deux côtés, de façon à le diviser en deux valves antérieure et postérieure.

Il saisit ensuite la base de chaque valve dans une autre pince, excise la valve et fait la suture intestinale.

Ce procédé me paraît devoir rendre plus difficile l'exécution de deux étages de sutures.

(*c*) **Fixation du rectum.** — *Verneuil* pratique la *recto-*

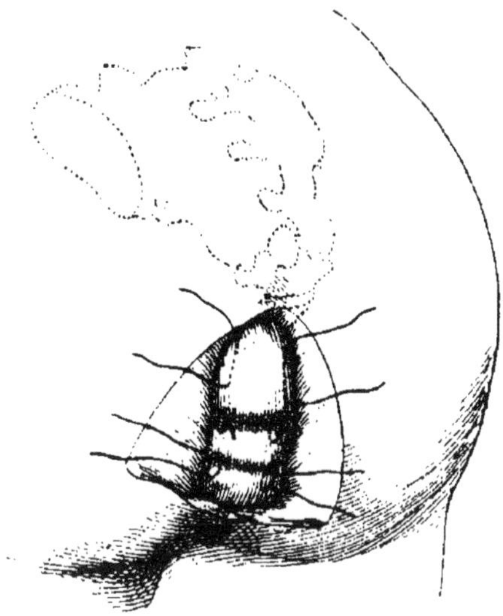

Fig. 21. — Coccypexie de G. Marchant. Plissement du rectum.

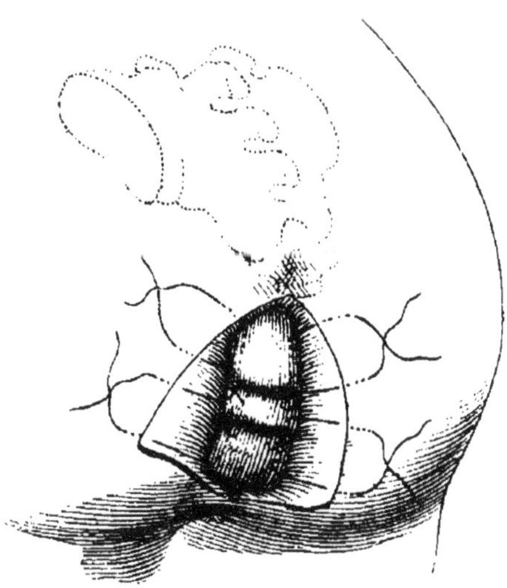

Fig. 22. — Recto-coccypexie de G. Marchant. Fixation du rectum dans la plaie.

pexie qui consiste à mettre à nu la face postérieure du rectum par une incision triangulaire comme dans l'opération de Robert. Il excise une portion du sphincter et suture dans la plaie la paroi postérieure du rectum.

G. Marchant a fait la *recto-coccypexie*, qui se distingue de l'opération de Verneuil en ce que : 1° il diminue la longueur de la paroi rectale postérieure par des plis transversaux ; 2° il fixe le rectum aux tissus précoccygiens.

Jeannel, de *Toulouse*, fixe l'S iliaque à la paroi abdominale ; il n'incise l'intestin que lorsqu'il existe de la rectite. (Colopexie).

Appréciation des procédés.

La *cautérisation linéaire* au thermo-cautère ne donne de bons résultats que pour les prolapsus muqueux sans dilatation de l'anus.

Pour les formes plus graves, elle ne saurait être qu'une méthode adjuvante.

Les *opérations sur le périnée* de *Roux* et *Robert*, de *Schwartz*, ne peuvent donner de bons résultats que pour les petits prolapsus complets avec dilatation de l'anus. Elles sont insuffisantes dans les gros prolapsus qui se compliquent d'un allongement anormal du gros intestin et de son mésentère.

J'ai peu de confiance dans la fixation du rectum (*rectopexie*) ; inutile dans les petits prolapsus, elle me paraît insuffisante pour les grands prolapsus. Je connais d'ailleurs plusieurs cas de récidive, après cette opération.

La *colopexie* de Jeannel ne me paraît pas avoir la valeur que cet auteur lui attribue. Elle n'a d'action, à mon avis, que si on y ajoute l'anus artificiel qui agit en atrophiant le segment inférieur de l'intestin et en améliorant la rectite. Ici donc la fixation n'est rien, la dérivation est tout.

La *résection du rectum* est très rationnelle à première vue, puisqu'elle supprime les tissus en excès. Elle n'empêche cependant pas la récidive, comme le prouvent les observations de Nélaton et de Périer.

Ajoutons que, dans une observation de Périer, il s'ensuivit un rétrécissement, de même que dans un fait de Julliard; Bogdanik dut faire un anus iliaque pour une occlusion complète.

J'ai moi-même communiqué à la Société de Chirurgie, en 1894, une observation de prolapsus traitée par la résection.

Après ablation de l'organe prolabé, j'avais, à la façon d'Hochenegg et Hartmann, suturé le bout supérieur à la peau de l'anus sans m'occuper du bout inférieur.

Quelques mois après, la malade me revint avec une oblitération complète du rectum. Voici ce qui s'était passé : le rectum, abaissé de force, n'avait pas tardé à couper ses sutures; puis, obéissant à la rétraction du méso-rectum, il avait remonté au point de dépasser en haut le niveau du bout inférieur; la zone intermédiaire s'étant cicatrisée par bourgeonnement, l'oblitération s'en était suivie. Je dus établir ensuite un anus sacré par la méthode de Gersuny.

Il est facile, je crois, de supprimer les chances de récidive par une résection très large avec recto-périnéorrhaphie complémentaire ; pour éviter le rétrécissement, il suffira d'abraser toute la muqueuse du bout inférieur et de suturer le bout supérieur à la peau de l'anus, comme l'ont recommandé Monlonguet, Hochenegg et Schede.

Si le bout inférieur était trop long pour que l'abrasion totale de la muqueuse fût possible, je procéde-

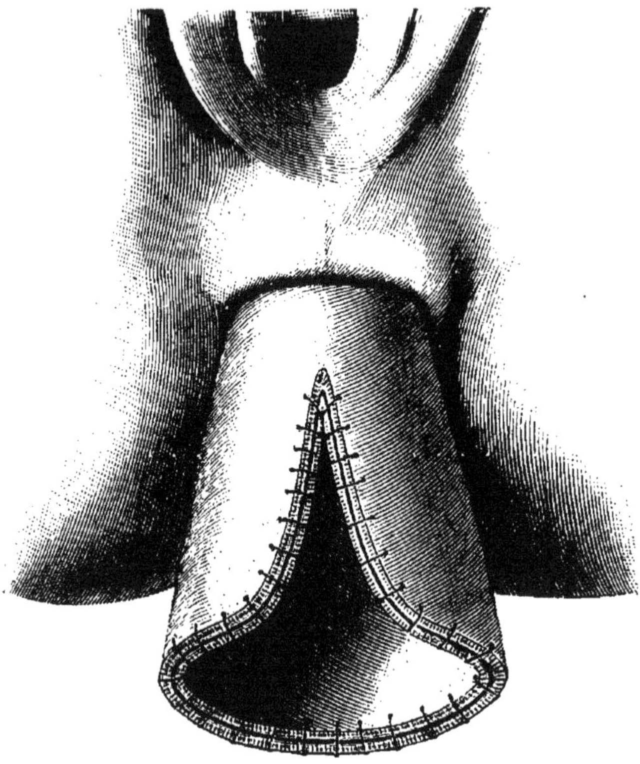

Fig. 23. — Exécution de la suture circulaire avec fente après résection d'un prolapsus.

rais de la manière suivante pour éviter le rétrécissement :

Après avoir suturé à deux étages la demi-cironférence postérieure des deux cylindres, je ferais sur la paroi antérieure de ces mêmes cylindres une excision triangulaire à sommet supérieur, dont je suturerais également les bords à deux étages.

J'aurais ainsi obtenu le même résultat qu'avec mon entérorrhaphie circulaire avec fente, c'est-à-dire un orifice de communication extrêmement large entre les deux bouts.

Indications opératoires.

Pour les *prolapsus muqueux* des enfants, les précautions hygiéniques, et au besoin les raies de feu seront suffisantes.

Pour les *prolapsus complets* des enfants, adultes, ou vieillards, je conseille dans les formes légères (tumeurs petites), de se contenter de la recto-périnéorrhaphie combinée aux pointes de feu.

Si j'avais affaire à un *prolapsus énorme*, je commencerais par établir un anus iliaque, non pas comme Jeannel sur le point le plus bas possible, mais au contraire sur le point le plus élevé possible (1), afin de guérir la rectite, la congestion du rectum, et d'atrophier l'organe par inactivité.

Si, au bout de deux mois, le prolapsus persistait, je ferais la résection comme je l'ai indiquée, et j'y joindrais la recto-périnéorrhaphie pour augmenter la résistance du plancher périnéal.

L'anus iliaque serait refermé après guérison du prolapsus.

(1) J'établis l'anus contre nature le plus haut possible, afin de ne pas gêner ultérieurement la résection étendue du prolapsus qui peut devenir nécessaire.

RÉTRÉCISSEMENTS DU RECTUM

Les rétrécissements du rectum sont congénitaux ou bien dus à des brides fibreuses comprimant le rectum, ou à des cicatrices vicieuses de la muqueuse, ou encore au travail de sclérose lié à l'inflammation chronique, ou enfin aux tumeurs du rectum.

De là, la distinction en rétrécissements

Congénitaux,
Péri-rectaux,
Cicatriciels,
Inflammatoires,
Cancéreux.

Nous renverrons aux vices de conformation du rectum pour les rétrécissements congénitaux, aux cancer du rectum pour les rétrécissements cancéreux, et nous éliminerons les variétés péri-rectales et cicatricielles à cause de leur rareté et de leur peu d'importance. Nous considérerons surtout les *rétrécissements inflammatoires* appelés encore *rétrécissements syphilitiques*, *rectite sténosante*, etc.

Ces rétrécissements occupent généralement la moitié inférieure du rectum ; généralement uniques, ils sont d'ordinaire peu étendus en hauteur (de 1 à 4 cent.). Rarement ils sont multiples, rarement ils occupent tout le rectum, remontant jusqu'à l'S iliaque comme dans un cas de Hahn.

Leur calibre varie ; il admet souvent l'index, quelquefois seulement une sonde de femme.

Au niveau même du rétrécissement, la muqueuse est conservée, la couche sous-muqueuse est très épaissie, dure, infiltrée d'éléments embryonnaires et fibreux; parfois, on trouve autour du rectum de véritables masses fibreuses ou fibro-lipomateuses.

Au-dessous du rétrécissement, la muqueuse est enflammée, épaissie, rigide, et présente à sa surface des granulations, ou des végétations, ou de véritables condylomes.

Au-dessus du rétrécissement, on trouve une large ulcération qui a détruit la muqueuse sur toute la circonférence du rectum, et qui, souvent, remonte à 8 ou 10 centimètres au delà. Parfois même, des ulcérations multiples s'observent jusque dans le côlon ascendant.

On voit souvent s'ouvrir à la région anale des fistules, à court trajet, sèches, qui aboutissent au-dessous du point rétréci.

Les lésions rectales se propagent fréquemment au péritoine pelvien sous forme soit d'abcès enkystés, soit de péritonite adhésive englobant les organes voisins.

L'étude histologique du rétrécissement nous indique que la *muqueuse persiste* quoique modifiée ; son épithélium cylindrique est remplacé par un épithélium pavimenteux papillaire ; la muqueuse très épaissie offre les caractères de la pachydermie.

Dans la sous-muqueuse on trouve des lésions variables :

Dans un grand nombre de cas ce sont des *lésions inflammatoires simples :* des nappes de sclérose séparées par des traînées embryonnaires.

Dans d'autres cas on trouve des *lésions syphilitiques*

des vaisseaux : amas embryonnaires péri-vasculaires, endartérite végétante.

Enfin Sourdille a mis en évidence l'existence des *rétrécissements tuberculeux*, dans lesquels on trouve dans la sous-muqueuse des follicules tuberculeux et des cellules géantes.

Le rétrécissement du rectum s'observe chez la femme avec une fréquence beaucoup plus considérable que chez l'homme, en raison de la plus grande fréquence du coït rectal chez la femme.

La *syphilis* s'observe fréquemment dans les antécédents du rétrécissement rectal.

La *tuberculose* est responsable seulement des rares rétrécissements tuberculeux.

La *dysenterie* ne provoque que très rarement le rétrécissement rectal.

La *blennorrhagie rectale* est une des causes les plus fréquentes de la rectite chronique et indirectement des rétrécissements. (Duplay, Delbet.)

Le *chancre mou* paraît inoculable au rectum et semble pouvoir provoquer le rétrécissement.

Parmi toutes les causes que nous avons énumérées à l'étiologie des rectites, il n'en est pas de plus importante que la *pédérastie*.

On a beaucoup discuté sur la pathogénie des rétrécissements du rectum; *Gosselin* les attribuait à l'inoculation chancreuse; *Desprès* au chancre phadégénique; *Fournier* en faisait le résultat des lésions gommeuses diffuses infiltrées dans l'épaisseur des parois rectales.

On a une grande tendance actuellement à admettre que les rétrécissements sont surtout la conséquence de lésions inflammatoires vulgaires; on trouve il est vrai des lésions syphilitiques des vaisseaux, mais elles sont inconstantes et généralement restreintes. Il semble donc que la syphilis n'agisse qu'en ouvrant la porte aux lésions inflammatoires chroniques.

Le rétrécissement du rectum est précédé constamment par les signes de la rectite chronique.

Quand la sténose s'établit, elle s'annonce par une constipation graduellement croissante; les malades ne vont à la selle qu'avec des efforts considérables, ils sont parfois obligés de fragmenter avec le doigt les matières trop volumineuses. De temps en temps les malades sont soulagés par une débâcle diarrhéique.

Ordinairement les matières sont aplaties, rubanées parfois cannelées; d'autres fois elles sont petites, rondes, ovillées — Elles sont mélangées à des matières muco-purulentes qui résultent de la rectite concomitante.

La constipation retentit sur tout l'appareil digestif, on observe de l'inappétence, de la saburre, de la dyspepsie, parfois des nausées, des vomissements, quelquefois même des attaques plus ou moins sérieuses d'occlusion intestinale.

La mort survient par cachexie, tuberculose ou à l'occasion d'une affection intercurrente. Elle peut encore résulter d'une péritonite généralisée, provoquée par la rupture du rectum dans les efforts de défécation ou occasionnée par le toucher rectal ou la dilatation du rétrécissement.

L'examen physique révèle à l'inspection de la région anale l'existence inconstante d'ailleurs de végétations de condylomes ou de fistules multiples. Au *toucher rectal* on trouve, à peu de distance au-dessus de l'anus, le rétrécissement qui est allongé, cylindrique, à parois lisses ou cannelées; le point le plus rétréci est dans l'axe du cylindre. — Les parois rectales sont épaisses, mais il n'y a pas de tumeur à proprement parler. Le rétrécissement ne mesure guère plus de 2 à 4 centimètres de hauteur.

Ces signes différencient suffisamment les rétrécissements inflammatoires des rétrécissements congénitaux, qui sont minces et en diaphragme optique, des rétrécissements cicatriciels, qui présentent des brides irrégulières, des rétrécissements néoplasiques, qui s'accompagnent de tumeur, avec ulcérations de la muqueuse qui saigne au moindre contact.

Kümmel s'est efforcé d'établir la symptomatologie des **rétrécissements haut placés**, inaccessibles au doigt. Les malades présentent des troubles digestifs, des douleurs de la région sacrée. Il existe en outre des épreintes, du ténesme rectal ; les selles sont diarrhéiques, avec du muco-pus et du sang.

Les malades ont souvent au réveil un besoin pressant d'aller à la garde-robe. Ils n'évacuent d'abord que des mucosités malgré des efforts violents ; peu après ils ont une vraie selle qui les soulage.

Le cathétérisme du rectum est rempli de difficultés, de telle sorte que la seule manière de vérifier le diagnostic consiste à pratiquer la laparotomie exploratrice.

Traitement.

Le traitement antisyphilitique n'a pas d'action sur les lésions anciennes, constituées ; il n'en pourrait avoir que sur des lésions jeunes : malheureusement l'affection est presque toujours latente à cette période et par conséquent ignorée.

Le traitement chirurgical comprend les méthodes suivantes :

Dilatation,
Rectotomie interne,
Rectotomie externe,
Anus sacré,
Rectoplastie,
Entéro-anastomose,
Colotomie,
Extirpation.

Dilatation. — On a renoncé définitivement à la dilatation brusque qui est brutale et dangereuse.

La dilatation lente s'exécute avec les bougies de Hégar en métal ou en caoutchouc durci.

Après irrigation de la région ano-rectale à l'eau boriquée, on introduit l'index gauche dans l'anus et, avec la main droite, on fait pénétrer la bougie que guide l'index gauche. Les séances seront faites tous les jours ou tous les deux jours. On ne passera que deux ou trois numéros à chaque séance et chaque bougie ne sera laissée que quelques minutes.

Crédé préconise le séjour prolongé de ses bougies coniques ; il facilite la dilatation au moyen de débridements multiples exécutés avec un bistouri boutonné (Rectotomie interne.)

Rectotomie interne. — La Rectotomie interne consiste à sectionner le rétrécissement de dedans en dehors par l'intérieur du rectum. Elle ne saurait suffire à elle seule à guérir un rétrécissement ; elle a exactement la même valeur que l'uréthrotomie interne qui rend plus faciles et plus rapides les premiers temps de la dilatation.

On s'abstiendra des grandes incisions profondes qui exposent à la péritonite, aux hémorrhagies, aux suppurations péri-rectales.

Les instruments spéciaux (*rectotomes*) analogues

aux uréthrotomes, et aux œsophagotomes sont abandonnés ; on se contente des petits débridements avec le bistouri boutonné.

Rectotomie externe. — La rectotomie externe consiste à sectionner l'anus, le périnée postérieur et le rectum jusqu'au-dessus du rétrécissement ; on laisse ensuite les choses en l'état et la cicatrisation s'effectue par bourgeonnement. Elle a été surtout préconisée et vulgarisée par Verneuil qui l'exécutait soit à l'écraseur soit au thermo-cautère.

Cette opération est loin de donner des résultats éloignés satisfaisants. *Lachowski*, sur 25 malades ayant survécu, ne compte qu'une guérison durable contre 21 récidives et 3 malades perdus de vue.

Il n'en saurait être autrement ; on crée une brèche profonde dans des tissus épais, cette brèche n'étant pas bordée de muqueuse doit fatalement s'oblitérer. *Péan* procède d'une manière plus rationnelle en suturant la muqueuse rectale à la peau. C'est la *Rectotomie avec autoplastie ;* même ainsi améliorée cette opération n'est pas très satisfaisante parce que la région rétrécie continuera à se rétracter ; en outre, en agissant ainsi, on étale à l'extérieur une grande surface de muqueuse enflammée et suintante qui oblige les malades à se garnir ; enfin on sacrifie définitivement le sphincter anal.

Anus sacré. — Pour ma part je préférerais pratiquer un anus sacré au-dessus du rétrécissement ; par l'incision de Kraske, ou l'incision parasacrée, on aborde le rectum au-dessus du rétrécissement et on le suture à la peau sans faire un orifice trop grand qui expose au prolapsus ; l'orifice trop petit a moins d'inconvénients car il est facile de l'agrandir.

On pourrait ensuite traiter le rétrécissement par

la dilatation et, après guérison, remettre les choses en l'état en fermant l'anus sacré.

Rectoplastie. — Cette opération consiste à aborder le rétrécissement à travers une incision cutanée ; on incise verticalement la région rétrécie et, écartant un peu les bords de la plaie rectale, on lui donne la forme d'un losange. On suture alors l'angle supérieur du losange à l'angle inférieur, et les bords contigus du losange l'un à l'autre. On se trouve ainsi avoir agrandi considérablement le calibre du rectum.

Schwartz a appliqué cette méthode chez l'homme avec succès, mais le malade n'a pas été suivi ; à mon avis, cette opération n'a pas de grands avantages dans les cas de rétrécissement du rectum à cause de l'épaisseur considérable des parois rectales. L'orifice de communication qu'on obtient, étant limité par des parois très épaisses, est exposé à se rétrécir ultérieurement.

Cette méthode serait très bonne pour les rétrécissements congénitaux qui ne s'accompagnent pas d'épaississement des parois rectales.

Entéro-anastomose. — *Bacon* opère de la manière suivante :

Il fait d'abord la laparotomie médiane et place un demi-bouton de Murphy dans l'S iliaque.

Au moyen d'une pince trocart spéciale, un aide perfore le rectum au-dessous du rétrécissement et introduit par l'intérieur du rectum l'autre demi-bouton dans l'orifice ainsi créé. — L'opérateur articule les deux demi-boutons, et l'opération est terminée si, comme Ruth, on a employé un bouton assez volumineux.

Bacon n'emploie qu'un bouton de petites dimensions, l'orifice trop petit est agrandi à l'aide d'un entérotome introduit par le rectum, qui sectionne toute la hauteur du rétrécissement.

Cette méthode ingénieuse n'a pas une valeur réelle dans la grande majorité des cas, parce que le rétrécissement siège trop bas pour que l'opération soit possible. En outre, en raison de l'épaisseur du rectum enflammé, il est certain que l'oblitération de l'orifice surviendra fatalement.

Exceptionnellement, l'entéro-anastomose (exécutée avec ou sans le bouton de Murphy) sera indiquée pour un rétrécissement haut situé, avec des parois rectales non infiltrées.

Colotomie. — La *colotomie* consiste dans l'établissement d'un anus artificiel sur le côlon; on l'exécute à la région lombaire, ou à la région iliaque. La colotomie lombaire est abandonnée à peu près complètement pour la colotomie iliaque.

La *colotomie* a une influence très heureuse sur les phénomènes de rectite qu'elle fait disparaître ; on s'explique ainsi qu'elle rende la dilation plus facile et plus rapide, comme dans le cas de *Thiem* qui fit la colotomie, puis la dilation du rétrécissement; il put ensuite fermer l'anus iliaque et présenter la malade complètement guérie deux ans après.

La *colotomie* a été faite encore pour rendre plus facile et plus aseptique l'extirpation du rectum; toutefois, dans un cas de Delbet, l'adhérence de l'intestin à la paroi abdominale rendit impossible l'abaissement du rectum et l'extirpation dut être abandonnée.

L'anus artificiel peut être conservé définitivement comme dans le cas de Gläser où il persista pendant 20 ans.

Extirpation. — Exécutée pour la première fois par Gläser en 1864, puis par Hochenegg, Schuchardt, Herczel, Czerny, cette opération n'est devenue classique en France que depuis la discussion de la société de chirurgie de 1892, à laquelle prirent part Terrier, Richelot, Quénu, Segond, etc.

Cette opération est très séduisante au premier abord en ce sens qu'elle paraît devoir guérir absolument et définitivement le rétrécissement.

Il faut dire cependant qu'elle n'est ni très bénigne ni complètement efficace.

D'après Hartmann et Quénu, qui ont recueilli 35 observations de résection pour rétrécissement, la mortalité s'élèverait à 11 0/0. Sur 19 malades qui ont pu être suivis, 19 ont conservé de la rectite avec selles purulentes et un rectum plus rétréci qu'à l'état normal; — 7 malades ont eu une récidive franche de leur rétrécissement; — 8 malades avaient de l'incontinence des matières et des gaz; — huit avaient des garde-robes normales et ne souffraient pas malgré leur suppuration rectale.

Hartmann et *Quénu* concluent, malgré ces résultats peu favorables que c'est encore l'extirpation qui donne les meilleurs résultats.

Schede, dans un travail récent, dit avoir fait quinze fois la résection du rectum sans une mort; 14 malades ont été guéris définitivement; sur une malade; qui mourut deux mois après l'opération, on trouva une ulcération avec rétrécissement dans le côlon iliaque.

L'auteur signale que, dans 5 ou 6 cas, les fonctions du sphincter furent idéales; dans les autres cas, il y avait incontinence des liquides et des gaz. L'auteur ne dit pas si les phénomènes de rectite ont disparu.

On trouvera la technique de l'extirpation du rectum au chapitre du Cancer du rectum.

Procédé d'Hartmann. — Nous signalerons seulement ici un procédé d'Hartmann qui n'est applicable qu'aux seuls rétrécissements, à la condition toutefois qu'ils soient situés assez bas et qu'ils ne mesurent qu'une faible hauteur.

Le rectum ayant été désinfecté, on dilate l'anus, on saisit alors avec des pinces érignes l'anneau cicatriciel, et on l'attire en bas comme s'il s'agissait d'un col utérin. On incise le rectum circulairement au-dessous du point rétréci, puis on décolle de bas en haut le bout supérieur jusqu'au-dessus du rétrécissement. On coupe alors circulairement le bout supérieur, à petits coups, en suturant au fur et à mesure le bout supérieur à l'inférieur.

Indications opératoires. — La *dilatation* est une méthode lente et infidèle, qu'on emploiera si les méthodes sanglantes sont contre-indiquées ou refusées par les malades. On pourra la faciliter par de petits débridements (rectotomie interne).

La rectotomie externe, même avec la modification de Péan nous paraît inacceptable; nous en dirons autant de la rectoplastie, ces méthodes exposant à une récidive certaine.

On peut diviser les rétrécissements en :

Rétrécissements situés très bas,

Rétrécissements très hauts,

Rétrécissements très étendus,

Rétrécissements facilement accessibles.

Pour les *rétrécissements situés très bas*, nous ferions l'anus sacré suivi de dilatation. Cette pratique donnerait de meilleurs résultats qu'une extirpation qui sacrifierait le sphincter.

Les *rétrécissements situés très haut* ne sont justiciables que de l'*entéro-anastomose*, ou de la *colostomie iliaque*.

Les *rétrécissements très étendus*, occupant tout le rectum et empiétant sur le côlon iliaque, ne peuvent être traités que par la colostomie.

Enfin les rétrécissements *facilement accessibles* seront enlevés soit par l'intérieur du rectum à la façon d'Hartmann s'ils sont peu étendus; soit par l'opération de Kraske s'ils mesurent quelques centimètres de hauteur.

Nous conseillons de toujours faire précéder la dilatation ou la résection d'une colostomie iliaque qu'on pourra fermer après coup si la résection n'a pas lieu.

En cas de récidive après résection, c'est à la dilatation puis à la colostomie qu'il faudrait recourir.

CANCER DU RECTUM

Le cancer du rectum affecte surtout les hommes à partir de 40 ans. Chez la femme le cancer primitif du rectum est plus rare ; mais en revanche on observe assez fréquemment, dans ce sexe, des cancers secondaires du rectum, dont l'origine est dans l'utérus ou le vagin.

D'après *Hecker* le cancer primitif siégerait le plus souvent à la partie inférieure du rectum ; mais, depuis la méthode de *Kraske*, les cancers des régions supérieures paraissent devenir de plus en plus fréquents.

Le carcinome rectal se présente sous la forme d'une plaque latérale, d'un polype pédiculé, d'un cylindre néoplasique.

Tous les cancers, quel que soit leur mode de début, aboutissent au rétrécissement du rectum. Le bout supérieur se dilate et se courbe, il s'enflamme et s'ulcère. La tumeur elle-même s'ulcère et saigne au bout d'un certain temps.

Les lésions débutent par la muqueuse ; le néoplasme gagne ensuite les autres tuniques, puis les tissus voisins, péritoine, tissu cellulaire, nerfs sacrés, prostate et vessie chez l'homme, vagin chez la femme.

Les ganglions inguinaux s'engorgent quand l'anus est altéré ; quand le néoplasme siège plus haut, ce sont les glanglions du méso-rectum qui se prennent.

La tumeur se généralise d'abord au foie, puis dans l'épiploon, les poumons et les autres viscères.

L'épithélioma de l'anus est pavimenteux, lobulé ; celui du rectum est cylindrique.

On a observé quelques cas de sarcome. Tuffier a relevé dix observations de sarcome mélanique du rectum présentant le plus souvent la forme polypeuse.

Ordinairement le cancer du rectum débute par une sensation de pesanteur, de douleur dans la région anale ; la constipation devient croissante, elle alterne souvent avec de la diarrhée ; on trouve dans les selles du sang et du mucus en plus ou moins grande abondance.

Au toucher on constate la présence d'une tumeur occupant toute la circonférence du rectum, végétante, papillaire, friable ; avec l'ongle il est facile d'en détacher quelques parcelles ; le moindre attouchement provoque un écoulement de sang qui, dans certains cas, devient considérable.

Quand la tumeur est très ancienne les douleurs, deviennent affreuses à cause de la rétention stercorale, qui peut d'ailleurs conduire à l'occlusion vraie, et à cause de l'envahissement des nerfs sacrés.

Nous n'insisterons pas sur les symptômes qui résultent de l'envahissement de la prostate, de la vessie ou du vagin.

Dans certains cas la symptomatologie du cancer rectal est anormale.

On connaît les *formes latentes*, qui ne se traduisent par aucun symptôme jusqu'au jour où une occlusion intestinale grave éclate.

Certains malades ne paraissent éprouver pendant longtemps que des accidents gastriques : *Forme dyspeptique.*

La prédominance de certains symptômes a fait distinguer les formes *hémorrhagiques*, *douloureuses*, *diarrhéiques*, *sténosantes*.

La **mort** *survient* par péritonite, par perforation du bout supérieur du rectum dilaté et ulcéré, par carcinose péritonéale, par cachexie résultant de la généralisation, ou de l'épuisement causé par les douleurs, les hémorrhagies et les écoulements muqueux, enfin par hémorrhagie aiguë.

La durée varie de six mois à quatre ans ; en moyenne elle est de deux ans.

Traitement.

Le traitement du cancer du rectum est palliatif ou curatif (extirpation).

L'*Extirpation* du rectum n'est indiquée que s'il n'y a pas de généralisation viscérale, si les organes voisins du rectum sont intacts, si l'état général est assez satisfaisant pour permettre une opération grave.

On n'opérait autrefois que les cancers de la région inférieure du rectum ; l'opération de Kraske nous permet maintenant des opérations beaucoup plus étendues.

Le traitement palliatif convient aux cas qui contre-indiquent l'extirpation.

Extirpation des néoplasmes du rectum.

Avec Faget et Lisfranc on n'opérait guère que les cancers de l'anus, ou ceux situés très bas ; on cernait l'anus par une incision circulaire ; on décollait le rectum et on le coupait transversalement.

Amussat, *Velpeau* améliorèrent un peu la technique en abaissant le bout supérieur et en suturant la muqueuse à la peau.

Denonvilliers facilita le décollement du rectum en ajoutant à l'incision circulaire une incision médiane postérieure.

Verneuil prolongea l'incision de Denonvilliers jusqu'au coccyx, qu'il réséquait dans certains cas pour avoir plus de jour.

Terrier (1890) a utilisé la manœuvre de Verneuil pour un cancer supra-anal, et a en outre conservé le sphincter.

En 1885 *Kraske* a décrit pour la première fois un procédé de résection du rectum applicable surtout aux cancers haut situés, et caractérisé surtout par ces deux points :

1° Résection du coccyx et d'une partie du sacrum,

2° Conservation du sphincter.

Les opérations par la voie sacré se sont multipliées à l'infini, et on peut les diviser en trois grandes catégories :

1° Résection définitive,

2° Résection temporaire du sacrum,

3° Incision para-sacrée.

Campenon en 1892 a préconisé chez la femme la voie vaginale ; il a été suivi par Rehn.

Indications opératoires.

On doit distinguer les cancers en quatre catégories :

1° Cancers de la moitié inférieure du rectum,

2° Cancers de la région moyenne du rectum,

3° Cancers de l'extrémité supérieure,

4° Cancers de tout le rectum.

Les *cancers de la moitié inférieure du rectum* qui envahissent l'anus ou en sont très rapprochés sont justiciables du procédé de Lisfranc, auquel on ajoutera, suivant la hauteur de la lésion, les modifications de Denonvilliers ou Verneuil.

Les *cancers de la région moyenne du rectum*, qui sont situés à plusieurs centimètres de l'anus, doivent être traités par la méthode sacrée.

Les *cancers de l'extrémité supérieure du rectum* peuvent dans certains cas être enlevés par la méthode de Kraske ; mais le rectum ne descend pas toujours facilement et l'on est souvent obligé d'abandonner l'opération.

Lorsque les cancers sont à peine accessibles au doigt, il est préférable à mon avis de les enlever par la laparotomie dans la position inclinée de Trendelenbourg. On peut par l'abdomen enlever facilement des cancers qui plongent dans le bassin à 5 ou 6 centimètres au-dessous du détroit supérieur. La suture intestinale n'est pas toujours facile à exécuter à cette profondeur ; on suturera dans le bout supérieur à la peau de l'abdomen ; et on fermera le bout inférieur en cul-de-sac.

Le *cancer total du rectum* sera enlevé par une opération qui combinera le procédé de Lisfranc avec celui de Kraske.

Technique

Préparation du malade.

L'avant-veille de l'opération on purgera le malade, et on le mettra au régime lacté exclusif.

Matin et soir on fera un lavage du rectum à l'eau boriquée avec une sonde de Budin à double courant qu'on poussera jusqu'au-dessus du cancer, et on tamponnera le rectum à l'iodoforme.

Lorsqu'on ne peut pas vider le rectum par un purgatif préalable, ni faire le lavage du bout supérieur avec la sonde de Budin, il est indispensable de faire un anus iliaque préalable qui permettra : 1° d'éviter l'infection du rectum par les matières avant et après l'opération, 2° de laver le bout supérieur de haut en bas par l'anus contre nature.

Nous reviendrons sur l'anus iliaque préliminaire à propos de la technique de l'opération par la voie sacrée.

A. Ablation des cancers inférieurs

On commence par laver le rectum à l'eau boriquée avec une sonde de Budin poussée au-dessus du cancer ; on savonne, on rase, on lave antiseptiquement la région anale, on dilate un peu l'anus et le rectum et on tamponne l'intestin au-dessus de la tumeur.

On enlève à la curette la majeure partie des végétations cancéreuses, et on irrigue largement la région abrasée.

On incise alors la peau circulairement autour de l'anus et on isole peu à peu le rectum. On peut par cette incision circulaire enlever 5 à 6 centimètres de rectum ; mais si l'on veut remonter plus haut, il est indispensable de faire l'incision postérieure de Denonvilliers-Verneuil avec ou sans résection du coccyx.

Après avoir dépassé largement en haut les limites du mal, on coupera le rectum transversalement à petits coups ; au fur et à mesure on suturera la muqueuse à la peau de la région anale ou à celle de l'incision postérieure.

On pansera à l'iodoforme.

Soins post-opératoires. — Chez la femme on cathétérisera la vessie 4 fois environ en 24 heures afin d'éviter la souillure du pansement. On pourra encore laisser à demeure une sonde de Pezzer

A tous les malades on imposera le régime lacté

exclusif, et l'opium à la dose de 10 ou 20 centigrammes.

Au huitième jour on donnera un léger purgatif, puis tous les deux jours on purgera légèrement et après la selle on refera le pansement.

B Cancers de la région moyenne du rectum.

Ces cancers situés à 5 ou 10 centimètres au-dessus de l'anus ne sont plus abordables par la région anale, mais seulement par la région sacrée.

Technique de Kraske.

On fait sur la ligne médiane une incision dont l'extrémité inférieure s'arrête à une distance variable de l'anus et qui remonte environ jusqu'à la hauteur des épines iliaques postérieures et supérieures.

On enlève le coccyx et on résèque le bord gauche du sacrum au-dessous du 3e trou sacré postérieur.

Au début Kraske suturait circulairement les deux bouts ; plus tard, en raison de la fréquence constante des fistules stercorales, il se contenta de suturer seulement leur demi-circonférence antérieure, laissant la partie postérieure ouverte en anus sacré.

La plaie était bourrée à l'iodoforme. Tel est le procédé primitif. Des modifications sans nombre ayant été apportées au procédé primitif, nous classerons les opérations par la voie sacrée en trois catégories :

1° Résection définitive du sacrum,

2° Résection temporaire du sacrum,

3° Incisions parasacrées,

1° Résection définitive du sacrum.

Hochenegg a modifié l'incision cutanée ; son incision est curviligne, à concavité gauche. Elle commence en haut et à gauche, croise la ligne médiane, la dépasse, puis y revient au niveau de la pointe du coccyx.

Hochenegg coupe obliquement le sacrum ; sa section passe au-dessous du 3e trou à gauche, et au-dessous du 4e trou à droite. Hochenegg a conseillé d'invaginer le bout supérieur dans le bout inférieur intact et de le suturer à la peau de l'anus.

Moulonguet a conseillé d'enlever au préalable la muqueuse du bout inférieur. D'autres auteurs se contentent d'enlever seulement la muqueuse de la région anale. A mon avis, quand les deux bouts sont assez longs pour permettre l'invagination, il est préférable de faire la suture complète, ou incomplète avec la fente de l'anus de Heineke.

Bardenheuer sectionne le sacrum transversalement au-dessous des 3e trous sacrés.

Rose fait une grande incision courbe à concavité gauche ; il sectionne transversalement le sacrum au-dessous des 2e trous sacrés postérieurs. Il n'a pas observé de paralysies vésicales durables, malgré la section des 3e nerfs sacrés.

2° **Résection temporaire du sacrum.**

Heineke fait une incision en T, il coupe le sacrum :

1° Transversalement au-dessous du 4e trou.

2° Verticalement (avec le coccyx).

Il écarte les deux fragments, résèque le rectum. Il suture seulement la demi-circonférence antérieure des deux bouts, et fend en outre le bout inférieur dans toute sa hauteur en arrière.

Les deux fragments sacro-coccygiens sont rapprochés et réunis par des sutures périostiques. Au bout de plusieurs semaines on rétablit par une suture la continuité des deux bouts en même temps qu'on suture le sphincter.

Le procédé de **Jeannel** ressemble beaucoup au précédent; l'adjonction d'une incision transversale en bas donne à son tracé la forme d'un H. **Kocher** exécute la même section osseuse qu'Heineke, mais il se contente d'une simple incision cutanée médiane.

W. Lévy fait une incision trapézoïdale dont les branches descendantes suivent le bord du grand fessier. Après résection du rectum le sacrum est réappliqué.

Les procédés de **Roux**(89), **Rehn** (90), **Rydygier** (93) ont de grands points de ressemblance et mériteraient d'être ramenés à l'unité sous le nom de procédé de **Roux.** Cet auteur commence une incision en 7 à droite de l'anus, il suit la ligne médiane jusqu'au coccyx, puis le bord droit du sacrum jusqu'à l'articulation sacro-iliaque; l'incision devient alors horizontale en se dirigeant vers la ligne médiane qu'elle dépasse un peu. Le sacrum est sectionné transversalement au-dessous du troisième trou, rabattu à gauche et maintenu provisoirement par un point de suture qui le fixe à la fesse.

Le fragment osseux est ensuite à volonté réappliqué ou supprimé. Le procédé de **Rydygier** comporte un tracé à peu près identique, mais on se contente d'écarter le sacrum afin de respecter les nerfs sacrés d'un côté.

Rehn se contentait d'une incision parallèle au bord gauche du sacrum, il sectionnait cet os au-dessous du troisième trou et écartait le fragment à droite.

On peut encore utiliser pour la résection temporaire du rectum l'incision en V que **Hégar** a employée pour l'hystérotomie sacrée.

3° **Incisions para-sacrées.**

On peut à la rigueur les employer pour le rectum mais elles n'ont guère été jusqu'ici utilisées que pour l'hystérectomie.

L'incision de **Zuckerkandl** commence à l'épine iliaque postéro-supérieure gauche, longe le bord gauche du sacrum et du coccyx et se termine à égale distance entre l'ischion et l'anus.

Choix du procédé opératoire

Je conseillerais d'utiliser l'incision en V de Hégar prolongée au besoin vers l'anus en Y. La résection du sacrum me paraît devoir être proscrite ou du moins limitée le plus possible à cause des dangers d'infection d'un tissu osseux très spongieux.

Je pense qu'il suffirait de désinsérer les bords du sacrum jusqu'au troisième trou sacré, et de réséquer le coccyx pour avoir suffisamment de jour.

La tumeur étant isolée, on coupera le bout supérieur puis l'inférieur entre deux ligatures.

La suture circulaire des deux bouts échoue presque constamment parce que, pour faire descendre le rectum, on arrache ses insertions mésentériques; en outre la paroi rectale étant isolée dans la plaie, en contact avec de la gaze iodoformée, se nourrit mal, il en résulte un peu de sphacèle et l'insuffisance des sections. L'écoulement des matières qui en est la conséquence inonde la plaie, provoque la septicémie et souvent la mort.

Je pense que l'on ne devra tenter la suture circulaire que quand les deux bouts sont en bon état et quand ils peuvent être amenés au contact sans tiraillements.

Si les deux bouts n'arrivent qu'avec peine au

contact, on se contentera de suturer la demi-circonférence antérieure, on laissera le reste ouvert.

Si les deux bouts ne peuvent être rapprochés l'un de l'autre, on fermera le bout supérieur en cul-de-sac, et on établira un anus iliaque immédiatement, si, par hasard, il n'avait été fait antérieurement à la résection du rectum.

On devra fermer par des sutures le péritoine, et on laissera la plaie ouverte et tamponnée à l'iodoforme. Pour éviter l'intoxication iodoformique, on fera une sorte de drainage à la Mikuliez avec un sac de gaze iodoformée dans l'intérieur duquel on bourrera de la gaze au salol.

La méthode sacrée comporte une grande mortalité. Iversen en 1890 en a réuni 74 cas qui ont fourni une mortalité de 57 0|0. Morestin pense qu'en France la mortalité est à peu de chose près aussi considérable.

On ne pourra améliorer la statistique qu'en restreignant les indications de la méthode sacrée qu'on ne devrait employer qu'avec des cancers petits et mobiles.

Il me paraît encore indispensable d'établir l'anus iliaque préliminaire, de suturer le péritoine, de laisser la plaie ouverte, et d'éviter l'intoxication iodoformée par les moyens que nous avons indiqués plus haut.

Résection du Rectum par la voie vaginale.

Campenon a fendu verticalement la cloison recto-vaginale, sectionné le Rectum à deux centimètres de l'anus, puis au-dessus de la lésion, et il a suturé les deux bouts ensemble.

Il a fermé le vagin, le périnée et le sphincter.

Rehn a employé un procédé analogue.

Je pense que cette méthode a plus d'inconvénients

que d'avantages ; en effet, si on suture hermétiquement on s'expose à la septicémie si la suture du Rectum tient mal ; et, si on ne suture pas le vagin, on peut voir survenir ultérieurement une fistule recto-vaginale, un prolapsus recto-vulvaire, et souvent une atrésie considérable du bout supérieur lorsque la suture a échoué.

C. Cancers de l'extrémité supérieure du Rectum.

Ces cancers peuvent être attaqués soit par la voie sacrée, soit par la laparotomie en position inclinée.

Il est fréquent qu'on ne puisse faire une opération correcte par la voie sacrée lorsque le cancer remonte trop haut.

Je conseillerais donc de faire une laparotomie médiane qui permettrait de se rendre compte de la possibilité de l'opération par une voie ou par l'autre.

Si elle était possible par l'abdomen, on la ferait séance tenante, et on la terminerait soit par la suture des deux bouts avec anus iliaque complémentaire pour dériver les matières, soit par l'abouchement du bout supérieur à la peau avec oblitération en cul-de-sac du bout inférieur.

Si l'opération n'est pas possible par l'abdomen, on établirait l'anus iliaque soit dans un but palliatif, soit comme opération préliminaire de l'intervention sacrée. Dans les deux cas on sectionnera complètement l'intestin et on abouchera le bout supérieur à la peau ; l'autre sera fermé en cul-de-sac.

D. Cancer total.

On cernera l'anus par une incision circulaire ; on mènera ensuite une incision médiane postérieure qui rejoindra l'incision en Y que nous avons adoptée. Si le bout supérieur est trop court pour être suturé à la peau, on le fermera en cul-de-sac, l'anus iliaque suppléant à tout.

Lorsque le bout supérieur est assez long pour être amené facilement à la peau, je conseille de suivre la pratique de Gersuny qui le tord sur son axe jusqu'à ce que le doigt soit serré. Ce procédé paraît de beaucoup préférable à ceux de Rydygier, Willems et Witzel qui passent le bout supérieur à travers une boutonnière contractile du grand fessier afin d'éviter l'incontinence des matières.

De l'anus iliaque préliminaire des opérations sur le rectum.

On peut se dispenser de l'anus iliaque préliminaire, si le cancer bas situé doit permettre l'abaissement du bout supérieur à la peau de l'anus.

En dehors de ce cas très spécial, j'estime que l'anus iliaque préliminaire est très utile, et je le conseille formellement.

En effet, si les deux bouts peuvent être suturés dans de bonnes conditions, il est indispensable de protéger la suture menacée par l'effort violent et la dureté des matières, en dérivant les matières.

Si une fistule doit s'établir, l'anus iliaque empêchera l'introduction des matières dans la plaie sacrée.

Si le bout supérieur trop court ne peut être abouché à la peau de la région sacrée, le malade aura un orifice atrésié qui lui causera mille désagréments dans l'avenir sans compter l'inoculation de la plaie pour le présent, avec l'infection qu'elle comporte.

De telle sorte que, dans ce cas encore, le mieux sera de fermer le bout supérieur en cul-de-sac et de garder un anus iliaque définitif.

J'ajouterai que l'anus iliaque préliminaire permet

une désinfection complète du bout supérieur, qui ne reçoit plus de matières et qu'on peut laver de haut en bas à l'eau boriquée.

Morestin reproche à l'anus iliaque préliminaire de faire diminuer la longueur du rectum, et de fixer son extrémité supérieure de telle sorte que l'opération sacrée en est rendue plus difficile.

On évitera ces inconvénients en établissant l'anus iliaque non pas le plus bas possible, mais le plus haut possible. En outre, on n'attendra que quelques jours entre les deux opérations. Morestin dit encore que l'anus iliaque favorise le rétrécissement post-opératoire au niveau de la suture circulaire. Nous supprimerons cet inconvénient en fermant de bonne heure l'anus iliaque provisoire.

Technique de l'anus iliaque préliminaire. — On renoncera aux procédés en deux temps de Maydl et Reclus, qui font perdre du temps et qui fatiguent les malades.

On fera une incision iliaque à la cocaïne à 1 0/0.

Si l'on espère que l'anus ne sera que temporaire, on se contentera d'inciser l'intestin sur la convexité, comme il est indiqué à la technique de l'entérotomie.

Si l'on a l'intention formelle d'établir un anus iliaque définitif, on suivra la technique que nous étudierons plus loin au traitement palliatif. (Section complète de l'S iliaque avec suture du bout supérieur à la peau et fermeture en cul-de-sac du bout inférieur.

Traitement palliatif

Lorsqu'un cancer est inopérable, on peut combattre ses principaux inconvénients par les opérations suivantes :

1° Dilatation,

2° Curage,

3° Rectotomie linéaire,

4° Anus iliaque.

Dilatation. — On exécute la dilatation avec les bougies de Hégar, d'après la technique indiquée au chapitre des Rétrécissements du rectum.

Cette méthode n'est possible que pour les cancers situés bas et bien accessibles.

Curage. — Le curage a été conseillé par Simon, Volkmann, Esmarch. Récemment Quénu en a vanté les avantages. — Nous devons dire que cette méthode est de plus en plus abandonnée par la majorité des chirurgiens.

Elle ne nous paraît indiquée que pour remédier à des hémorrhagies graves.

Rectotomie linéaire. — Cette opération, fortement préconisée par Verneuil, est à peu près universellement abandonnée. — Elle ne fournit en effet qu'une brèche rapidement comblée; elle inocule le cancer à la peau, et elle ajoute l'incontinence des matières aux autres désagréments de la maladie.

Anus iliaque. — L'anus iliaque palliatif doit être définitif, on a donc cherché dans ces dernières années :

1° A pourvoir cet anus d'un éperon afin d'éviter le passage des matières dans le bout inférieur ;

2° A remédier au prolapsus et à l'incontinence des matières.

Le procédé de **Maydl-Reclus** procure un éperon convenable.

Maydl attire au dehors une anse de l'S iliaque ; il suture les deux bouts à eux-mêmes sur une certaine longueur, puis il les fixe à la peau ; au bout de quelques jours il ponctionne l'intestin au thermo-cautère; enfin, après trois semaines, il excise tout ce qui dépasse la peau.

Reclus a simplifié notablement ce procédé : il attire l'anse au dehors, passe à travers son mésentère une sonde en caoutchouc durci qu'il laisse à cheval sur la plaie. Il panse antiseptiquement et, au bout de quelques jours, il ouvre l'anse largement.

Non contents d'obtenir une dérivation plus parfaite des matières, les chirurgiens se sont ingéniés à obtenir un anus artificiel continent.

Nous avons déjà cité le procédé de **Gersuny** qui peut aussi s'appliquer à l'anus iliaque.

Lauenstein propose de tirer hors du ventre 15 à 20 centimètres d'anse et de fixer la base de cette anse à la peau ; on a ainsi une espèce de pénis qu'on peut faire déverser dans un vase quelconque sans souiller toute la paroi abdominale ; on peut encore faire porter facilement un appareil récepteur de l'anse qui permettra en outre de la comprimer efficacement.

Witzel fait passer l'S iliaque à travers une boutonnière du muscle droit.

Il incise un peu à gauche de la ligne médiane ouvre le ventre et attire l'anse sigmoïde au dehors ; il suture les deux bouts côte à côte sans les ouvrir et les fixe aux fascias profonds.

Avec un élévatoire, il fait une brèche dans le muscle droit, brèche qui le divise en une couche antérieure et une couche postérieure. Il incise la peau au niveau du bord externe du muscle droit ; il attire l'anse dans la boutonnière musculaire et la suture à l'incision cutanée externe. Au bout de six jours il incise l'anse au thermo-cautère.

Les premiers jours il y a un écoulement considérable de matières ; mais peu après, avec un bon régime et une pelote, on n'a qu'une selle par jour et une bonne occlusion.

Pour obtenir une occlusion encore plus satisfaisante, **Witzel** recommande la **colostomie fessière**. On incise au-dessus de la crête iliaque gauche ; on attire l'S iliaque sous la peau de la région fessière qu'on incise et qu'on suture à l'intestin. La compression de l'intestin sur un plan osseux par une pelote procure une occlusion parfaite.

Linkenfeld propose, lorsque le mésentère est trop court, d'échancrer la crête iliaque. **Gleich** va plus loin en conseillant de perforer la fosse iliaque.

Linkenfeld a obtenu un excellent résultat fonctionnel avec la colostomie fessière de Witzel.

Appréciation. — La *colostomie fessière de Witzel* a le grand inconvénient d'être située en arrière, ce qui gêne le malade pour les pansements et les soins de propreté.

Elle exige en outre un mésentère assez long, ce qui est plutôt rare.

Le procédé de *Lauenstein* ne peut être exécuté qu'avec un long mésentère.

Nous préférons donc d'une façon générale le procédé de *Gersuny*, qui est d'un emploi plus fréquent ; on peut à la rigueur le combiner à la boutonnière musculaire de Witzel, si le mésentère est suffisamment long.

TECHNIQUE DES PRINCIPALES OPÉRATIONS SUR L'INTESTIN.

Résection de l'intestin.

On ne doit couper l'intestin que le plus tard possible, afin d'éviter, dans la mesure du possible, l'infection du champ opératoire. On commencera donc par sectionner et lier le mésentère.

1° *Section et ligature du mésentère.* — Avec une aiguille de Reverdin, on charge autant de fois qu'il le faut le mésentère pour le lier avec des ligatures très voisines les unes des autres, mais non enchaînées.

2° *Section de chaque bout entre deux pinces.* — On sectionne alors entre deux pinces à crémaillère très rapprochées, chacun des deux bouts d'intestin. On désinfecte aussitôt chaque moignon à l'eau phéniquée à 5 %.

3° *Coprostase.* — On fait refluer les matières par pression des doigts jusqu'à 15 ou 20 centimètres des premières pinces à crémaillère et, en ce point, on place de nouvelles pinces semblables.

On enlève alors les premières pinces afin de pouvoir suturer, et on désinfecte l'orifice des deux bouts avec de petites boulettes d'ouate, montées sur pinces et imbibées d'eau phéniquée à 5 %.

On peut alors procéder à la suture ou établir l'anus contre nature.

Description des divers points de suture.

On évitera avec soin les *sutures perforantes* puisque

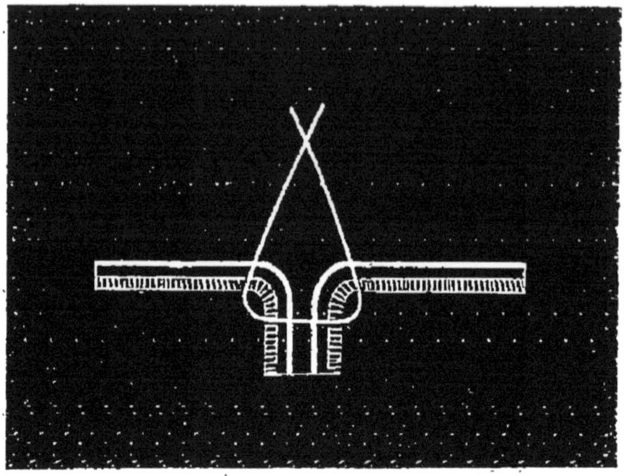

Fig. 24. — Suture intestinale perforante (à rejeter).

les piqûres conduiraient infailliblement les germes de l'intestin dans la cavité péritonéale.

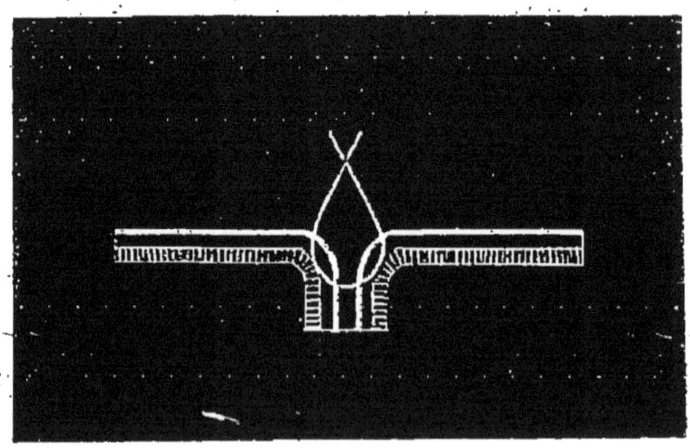

Fig. 25. — Suture de Lembert.

La *suture séro-séreuse de Lembert* est la suture type ; comme on le voit, elle consiste à charger avec l'aiguille le péritoine viscéral et une partie de la tunique musculaire de l'intestin.

La *suture de Lembert à deux étages* a été préconisée par Czerny.

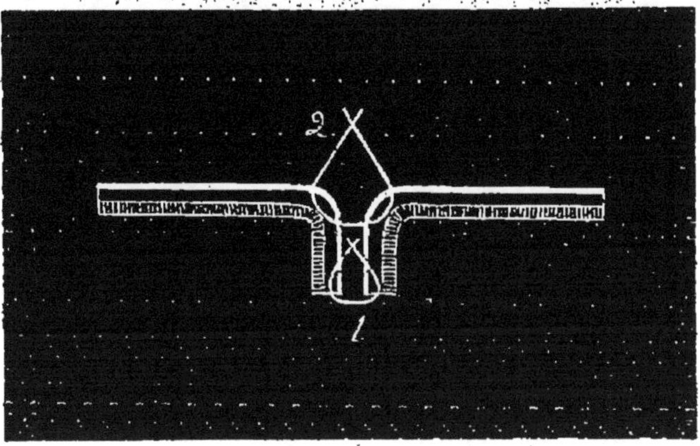

Fig. 26. — Suture de Lembert-Czerny.

Rydygier et Wolfler ont conseillé la suture mucomuqueuse comme suture de perfectionnement.

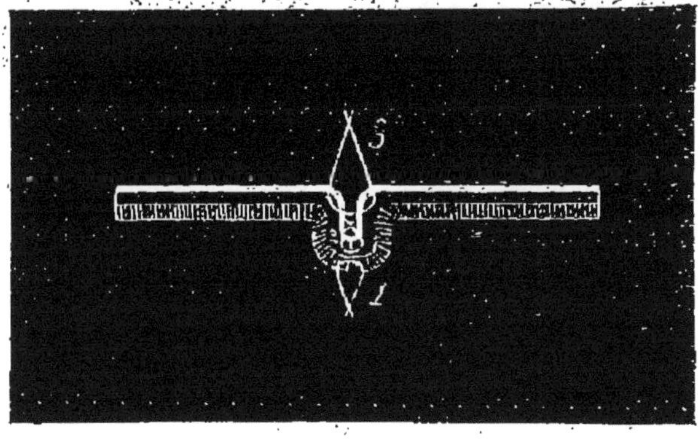

Fig. 27. — Suture à trois étages.

La *suture a trois étages* est la seule qui donne des garanties convenables au point de vue de la fermeture hermétique, de l'hémostase de la muqueuse et

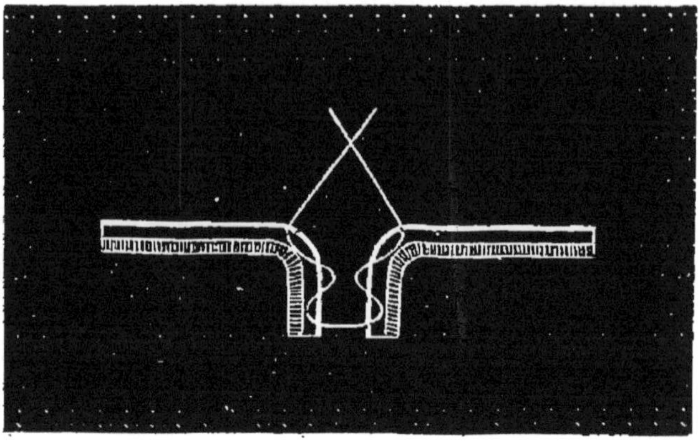

Fig. 28. — Suture de Gussenbauer en 8.

des garanties contre le rétrécissement ultérieur (suture circulaire ou entéro-anastomose).

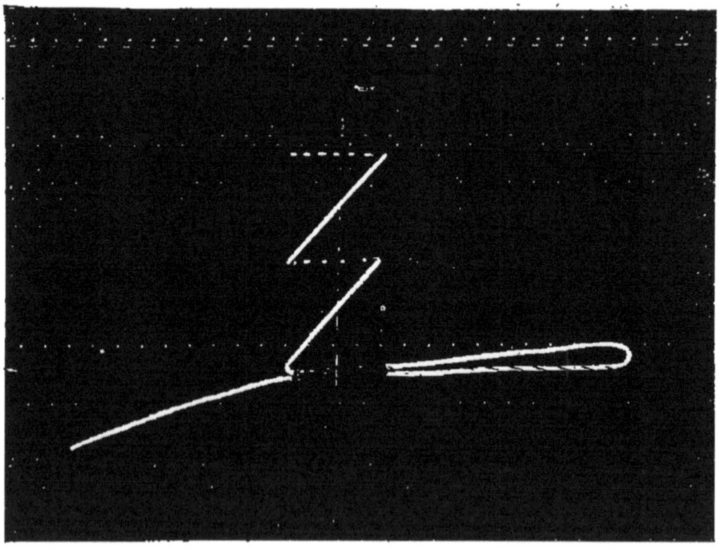

Fig. 29. — Suture continue. Pour arrêter le fil on noue ensemble le chef double de droite avec le chef double de gauche.

La suture de Gussenbauer en 8 est à rejeter : car elle diminue l'étendue des surfaces qui doivent se souder.

On peut faire la suture à points séparés ; mais, avec Rydygier, je considère que la *suture continue* est plus rapide et affronte mieux. — Tous les quatre ou cinq points on arrêtera le fil par un nœud comme il est indiqué dans la figure ci-jointe.

Instrumentation. — Comme aiguille je recommande l'aiguille de Reverdin coudée à gauche, de mon modèle (Collin).

Les petites aiguilles courbes à chas fendu sont aussi très recommandables.

La soie fine n° 0 ou 00 est préférable au catgut.

Je recommande l'emploi de mes pinces spéciales, pinces érignes, pinces hémostatiques et coprostatiques.

Suture circulaire avec fente de l'intestin

(*Procédé de l'auteur.*)

Pour qu'une suture intestinale soit à l'abri de tout reproche, il faut la faire à trois étages bien espacés : Deux étages séro-séreux et un troisième muco-muqueux pour faire l'hémostase de la muqueuse et ourler convenablement l'orifice.

Or une suture à trois étages bien espacés rétrécit l'intestin d'une façon dangereuse; c'est pourquoi je remédie au rétrécissement agrandissant l'orifice des deux bouts par une fente longitudinale de 3 centimètres environ.

1er TEMPS. — *Suture muco-muqueuse de la demi-circonférence postérieure.*

Mes sutures traversent toutes les tuniques de l'intestin tout près du bord de l'orifice. Le premier point correspond au bord mésentérique, le second au bord convexe. Ces points sont espacés de 4 millimètres environ.

2e TEMPS. — *Exécution de la fente.*

Sur la demi-circonférence antérieure, à égale distance entre le bord mésentérique et le bord convexe, je fends chaque bout longitudinalement sur une hauteur de 3 centimètres. J'excise ensuite les sommets des quatre lambeaux flottants, de manière à donner aux deux fentes réunies l'aspect d'un losange.

3e TEMPS. — *Suture muco-muqueuse des bords du losange.*

Je suture alors les bords contigus du losange de façon à mettre au contact les deux angles les plus

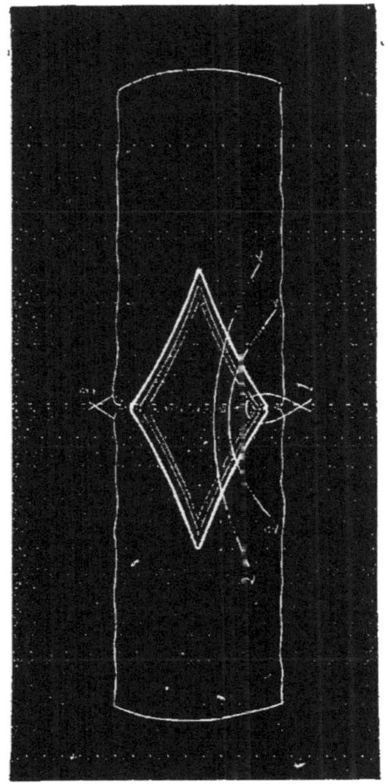

Fig. 30. — Suture circulaire avec fente.

éloignés, je fais des sutures muco-muqueuses, comme il a été dit plus haut.

4ᵉ et 5ᵉ TEMPS. — 2 *étages séro-séreux.*

Par-dessus la première rangée muco-muqueuse et dans toute son étendue, je place un premier étage séro-séreux, puis un second. Les trois étages seront séparés par un intervalle de 3 à 4 millimètres.

Toutes ces sutures seront faites avec un fil continu arrêté par un nœud tous les 4 ou 5 points.

REMARQUE. — Si un des deux bouts est plus étroit que l'autre, on prolongera davantage la fente sur ce bout pour rétablir l'égalité entre les deux orifices.

Entérorrhaphie longitudinale de l'auteur

L'entérorrhaphie longitudinale consiste à faire sur chacun des deux bouts une fente longitudinale de 5 à 6 centimètres et à suturer ensemble les bords de cette fente. Ce premier point réalisé, on a comme résultat, d'après l'ingénieuse comparaison de Du-

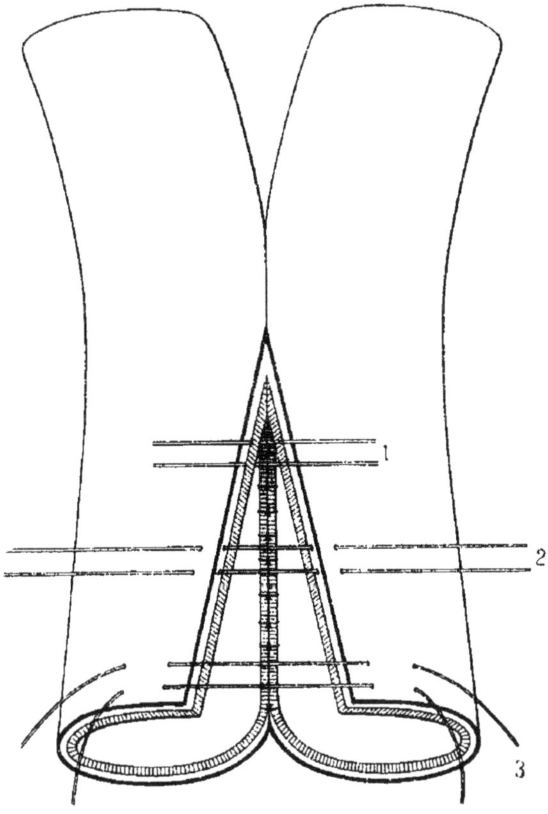

Fig. 31. — Entérorrhaphie longitudinale.

champ, une culotte dont le corps est représenté par la portion fendue et suturée.

Pour terminer l'opération il reste à fermer la culotte au niveau de la ceinture.

1er TEMPS. — *Accolement des deux anses par des sutures.*

Les deux bouts encore intacts sont placés côte à côte, parallèlement. A égale distance du mésentère et du bord convexe on fait une première rangée de sutures séro-séreuses, qui réunit les deux bouts sur une longueur de 6 à 7 centimètres.

Immédiatement au-devant de ce plan de sutures on en exécute un second identique.

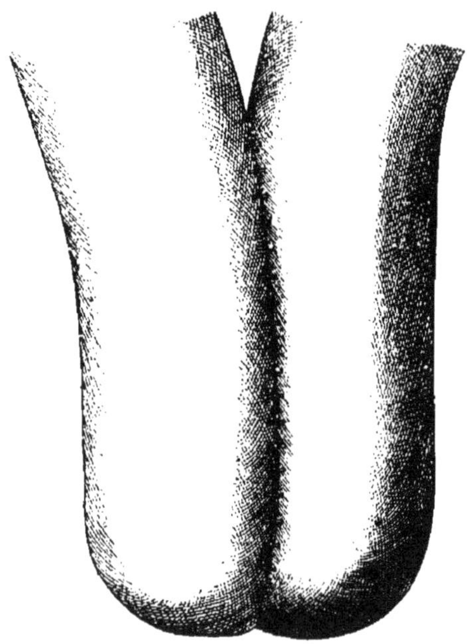

Fig. 32. — Entérorrhaphie longitudinale.

2° *Incision longitudinale.*

On exécute alors avec des ciseaux, sur chaque bout, une fente de 5 à 6 centimètres située immédiatement au-devant du second plan de sutures et dans le voisinage du bord convexe de l'intestin.

3° *Sutures muco-muqueuses postérieures.* — Les deux fentes ainsi produites présentent chacune une lèvre antérieure et une lèvre postérieure. On réunit ensemble les deux lèvres postérieures par une suture muco-muqueuse.

4° *Sutures des lèvres antérieures.* — On exécute sur ces lèvres : 1° la suture muco-muqueuse, et 2° et 3° deux étages séro-séreux.

5° *Fermeture de l'orifice terminal.* — On fermera l'orifice terminal par un double étage séro-séreux.

6° *Fixation de la suture terminale à la paroi.* — On conservera quelques fils de la suture terminale et on les fixera au péritoine de la plaie pariétale, afin qu'en cas de suture insuffisante, les matières puissent s'écouler du côté de la peau.

Ce procédé permet de ménager, dans de bonnes conditions, une fistule de sûreté au niveau de l'orifice terminal. Au besoin, on peut laisser cet orifice largement béant et le suturer à la peau. On aurait ainsi d'emblée un anus contre nature dépourvu d'éperon.

Entérorrhaphie par anastomose.

On peut, après une résection d'intestin, oblitérer les deux bouts en cul-de-sac et faire un peu au-des-

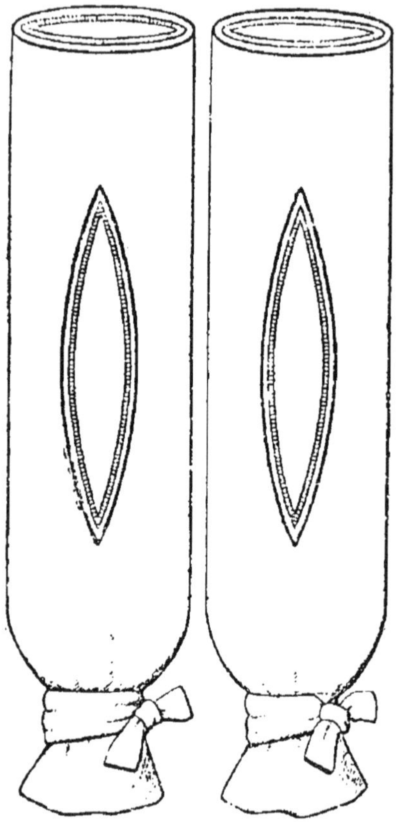

Fig. 33. — Entérorrhaphie par anastomose avec ligature terminale à la gaze iodoformée.

sus une anastomose latérale à trois étages dont nous décrirons plus loin la technique.

Braun a conseillé de placer les deux bouts presque

dans le prolongement l'un de l'autre, afin que les matières circulent plus facilement.

Dans cette hypothèse, un des bouts du cul-de-sac est au-dessus de l'anastomose et l'autre est au-dessous.

Au lieu d'oblitérer les deux bouts par des sutures, on peut les lier en masse avec une lanière à la gaze iodoformée et les fixer dans la plaie pariétale. En pareil cas, on ne pourrait employer le dispositif de Braün qui n'est, d'ailleurs, pas indispensable.

Méthode de Murphy. — Réunion circulaire de l'intestin avec le bouton anastomotique.

Description de l'instrument. — L'appareil se compose de deux moitiés ou demi-boutons, qu'on fixe dans chaque bout d'intestin et qu'on articule ensuite.

Chaque demi-bouton a la forme d'un rivet, il se compose d'un cylindre central et d'une tête renflée.

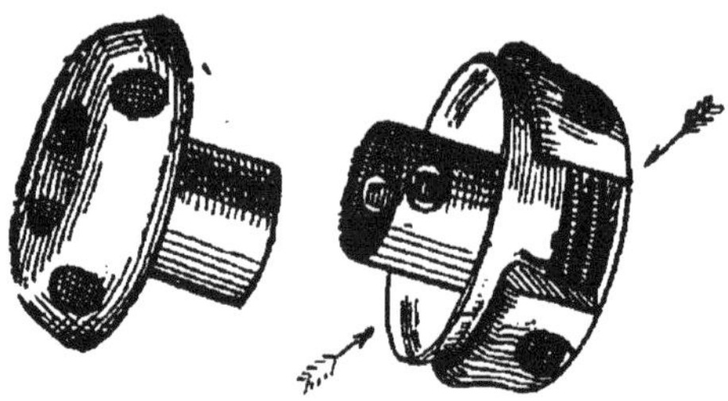

Fig. 34. — Bouton de Murphy.

Le cylindre central, creux, sert à ménager le passage des matières ; c'est sur ce cylindre qu'on fixe l'intestin par une suture en bourse.

Les deux cylindres ne sont pas identiques : l'un est femelle et muni d'un pas de vis intérieur ; l'autre est mâle, c'est-à-dire destiné à s'introduire dans le cylindre femelle ; le cylindre mâle est garni de deux crochets montés sur ressort qui s'engrènent dans le pas de vis du cylindre femelle.

Application du bouton. — On commence par passer une suture continue à points espacés à travers toute l'épaisseur des lèvres de l'orifice de l'intestin. Cette suture doit border tout le contour de l'orifice et revenir au point de départ ; c'est une suture en bourse.

On saisit alors un des bords du cylindre central

de l'un des demi-boutons avec une pince hémostatique, et on introduit dans l'intestin l'extrémité renflée du demi-bouton. On laisse dépasser un peu le cylindre central, et, tirant sur les deux chefs de

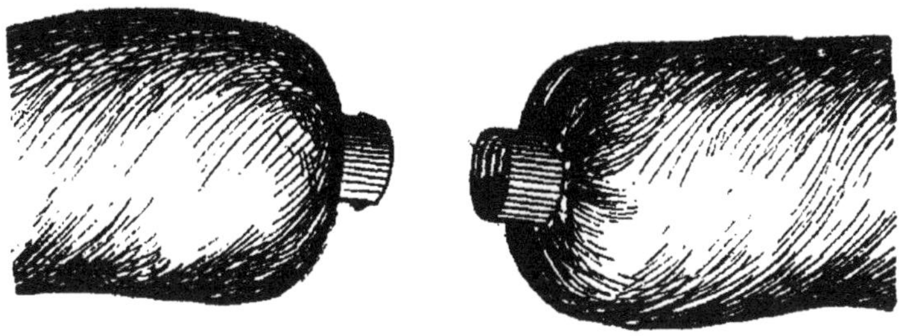

Fig. 35. — Emploi du bouton de Murphy.

la suture en bourse, on la noue solidement sur le cylindre.

Même manœuvre pour l'autre demi-bouton.

On introduit alors le cylindre mâle dans le cylindre femelle, on rapproche les deux demi-boutons jus-

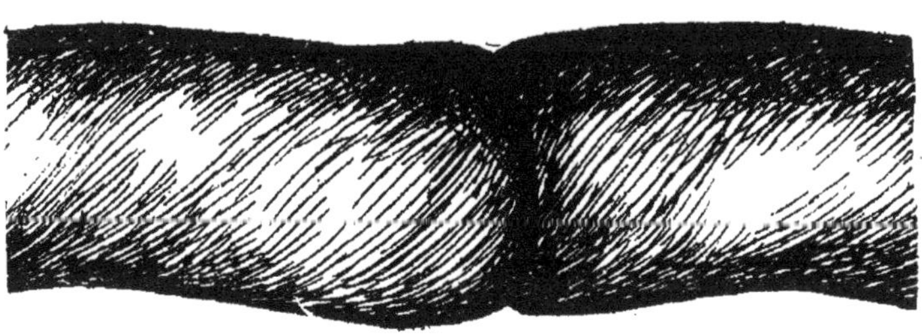

Fig. 36. — Opération de Murphy terminée.

qu'au contact, l'articulation des crochets se fait automatiquement.

Je conseille de placer une rangée de sutures séro-séreuses complémentaires au niveau du bouton.

L'emploi du bouton de Murphy est contre-indiquée lorsque cet instrument est trop volumineux pour le calibre de l'intestin. Lorsque l'épaisseur de l'intestin est plus considérable que la largeur de la rainure qui dépasse le cylindre du bord du bouton, il convient de renoncer à son emploi. Dans ces conditions, en effet, la suture en bourse fait une saillie très considérable qui empêche l'articulation du bouton.

J'ai noté (Soc. de Chir., 1895) sur 150 observations environ : 2 cas de rétrécissement consécutif de l'orifice ; plusieurs cas d'occlusion intestinale par le bouton ; plusieurs cas de séjour prolongé dans l'estomac ou l'intestin, et 25 perforations par sphacèle ou par emporte-pièce.

Le bouton de Murphy paraît donc inférieur à l'opération de la suture. Il est, en outre, beaucoup moins satisfaisant que ma gouttière anastomotique.

Bouton anastomotique de l'auteur pour la réunion circulaire de l'intestin.

Le bouton anastomotique vu de face a la forme d'un anneau un peu allongé. Il est percé au centre d'un orifice qui mesure 5 millimètres sur 10-15 millimètres (modèles pour l'intestin grêle).

Quand on la regarde de profil, on constate que ses bords ont la forme d'une gouttière qui fait le tour de l'instrument (gouttière circulaire, comme celle d'une poulie). Cette gouttière mesure 6 à 7 millimètres de largeur et 7 millimètres de profondeur.

Les bords de la gouttière sont renflés pour éviter les contacts offensifs.

Les bords de la gouttière présentent quatre incisures, et les lames séparées par ces incisures sont minces et flexibles.

Voici comment on emploie cet appareil pour la réunion circulaire de l'intestin.

Je place sur l'orifice d'un des deux bouts une suture en bourse, comme pour le bouton de Murphy.

J'introduis en partie la gouttière dans l'intestin, et je tire sur les chefs de la suture en bourse de façon à appliquer étroitement cette suture au fond de la gouttière, et je noue; un des bords de la gouttière est donc enfoui dans l'intestin, et l'autre émerge au dehors. — Je place sur l'autre bout d'intestin une autre suture en bourse; j'introduis le bord libre de la gouttière dans mon second bout, et je noue la deuxième suture en bourse.

Je saisis alors l'instrument à travers les parois intestinales, et, avec les doigts, je serre jusqu'au contact les bords de la gouttière.

Enfin, j'ajoute par-dessus le tout une suture circulaire séro-séreuse à fil continu.

Avantages. — 1° Cette méthode est très rapide, aussi rapide que celle de Murphy.

2° La gouttière est moins volumineuse que le plus petit bouton de Murphy; celui-ci mesure 22 millimètres de diamètre et 69 millimètres de circ. La gouttière mesure 21 millimètres de diamètre et 58 millimètres de circonférence.

3° L'orifice de la gouttière mesure 32 à 34 millimètres de circonférence, tandis que celui du petit bouton de Murphy ne mesure que 22 millimètres. Le bouton moyen de Murphy, beaucoup plus gros que la gouttière, n'a pas un orifice plus considérable.

4° L'orifice de la gouttière n'a pas un long trajet comme celui du bouton de Mur-

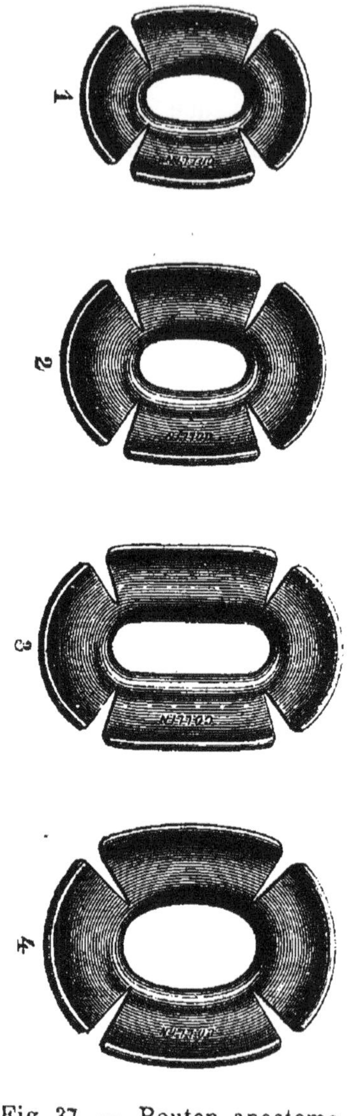

Fig. 37. — Bouton anastomotique de 1 à 4. — Les nos 1, 2, 3, sont destinés à la suture circulaire de l'intestin grêle. Le no 4 à la suture circulaire du gros intestin.

phy; il ne risque pas autant que ce dernier d'être obstrué par les matières.

5° On a une notion exacte du degré de striction que l'on exerce avec la gouttière, et on peut facilement écarter ses bords après les avoir rapprochés, avec le pavillon d'une sonde cannelée. Avec le bouton de

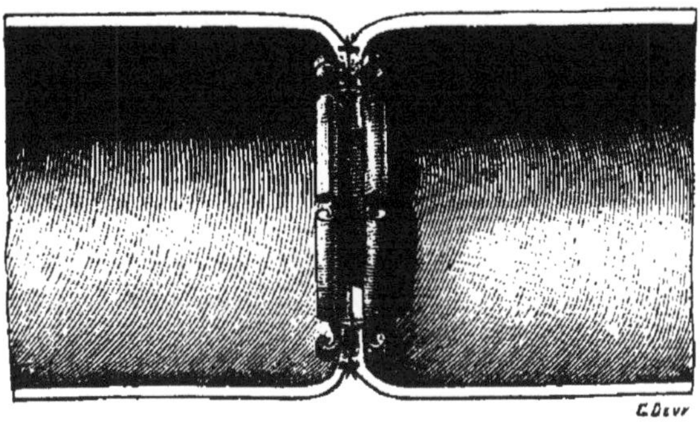

Fig. 38. — Suture circulaire exécutée avec le bouton. Sur cette figure, la gouttière a été serrée.

Murphy, on ne sait pas exactement le degré de compression que l'on produit, et il est impossible de desserrer l'instrument.

6° La gouttière n'expose pas, comme le bouton, aux accidents de sphacèle et de perforation.

7° Elle coûte moins cher et est beaucoup mieux construite que le bouton de Murphy.

8° Avec la gouttière, on n'a pas à redouter les inconvénients de parois intestinales trop épaisses, ce qui n'est pas le cas pour le Murphy.

J'ai fait sur le chien cinq expériences suivies de guérison avec la gouttière. Une gastro-entérostomie, chez l'homme, a parfaitement guéri.

Entéro-anastomose.

L'entéro-anastomose consiste à faire communiquer latéralement deux anses d'intestin d'ailleurs intactes.

Maisonneuve, Wölfler, Senn, Murphy, Chaput, ont créé l'opération primitive et ses dérivés.

Nous décrirons : 1° le procédé des sutures (*Wölfler*);

2° Le procédé de Senn;

3° Le procédé de Murphy;

4° Le procédé de la gouttière (*Chaput*).

Je renverrai à mon livre de technique pour l'entéro-anastomose par le procédé de la pince de Chaput.

1° Procédé des sutures (*Wölfler*).

La coprostase est réalisée sur chaque bout, au-dessus et au-dessous du point à opérer.

1er TEMPS. — *Accolement des deux anses par un double étage séro-séreux.*

Ces deux étages se font à fil continu sur une longueur de 6 à 7 centimètres, à peu de distance du mésentère. Ces deux étages sont séparés par un espace de 5 à 6 millimètres.

2e TEMPS. — *Incision des deux anses.*

A quelques millimètres au-devant du deuxième étage de sutures, on ouvre l'intestin sur une longueur de 5 à 6 centimètres. On nettoie rapidement l'intérieur de l'intestin avec de petites éponges imbibées d'eau phéniquée forte.

3e TEMPS. — *Suture muco-muqueuse des lèvres postérieures.*

Cette suture à fil continu a l'avantage de faire l'hémostase et d'ourler l'orifice de muqueuse de façon à éviter le rétrécissement.

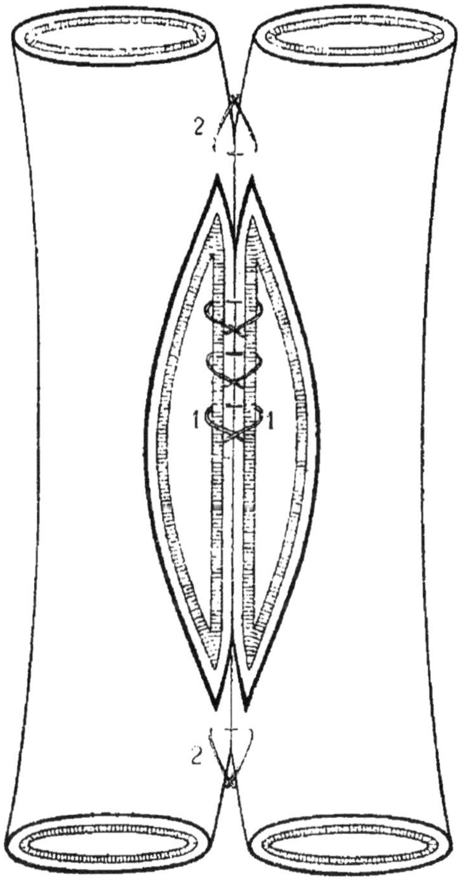

Fig. 39. — Entéro-anastomose. Procédé de la suture.

4e TEMPS. — *Suture des lèvres antérieures.*

On fait sur ces lèvres une première suture muco-muqueuse, puis deux sutures séro-séreuses complémentaires.

5e TEMPS. — *Sutures de sûreté.*

Aux deux extrémités de la ligne opératoire, on ferme par deux points de Lembert l'intervalle qui

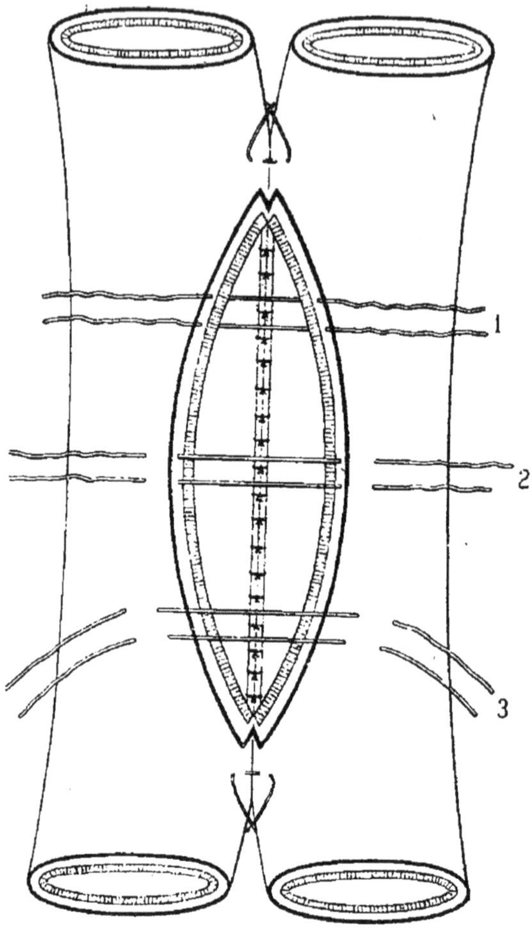

Fig. 40. — Entéro-anastomose. Procédé de la suture. Sutures des lèvres antérieures.

sépare les sutures, les lèvres antérieures et postérieures.

2° Procédé de Senn

Je renvoie, pour la préparation des plaques décalcifiées, à ma technique des opérations sur l'intestin.

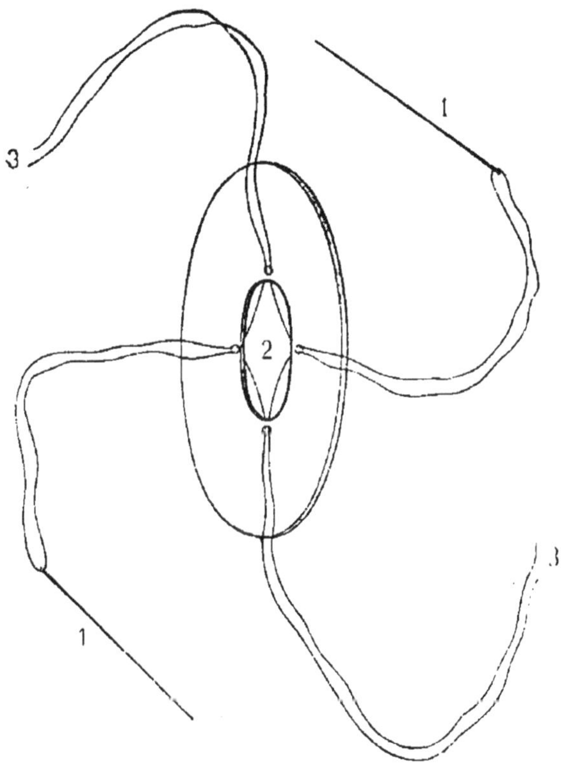

Fig. 41. — Plaque de Senn.

Les plaques sont munies de quatre fils, dont deux armées d'aiguilles.

Sur la convexité de chaque anse, on fait une incision suffisante pour permettre l'introduction des plaques dans l'intestin.

Avec les fils armés, on traverse la paroi intestinale

vers le milieu de l'incision. On noue alors deux par deux les quatre fils de chaque plaque.

Pour plus de sécurité, on place sur la limite des

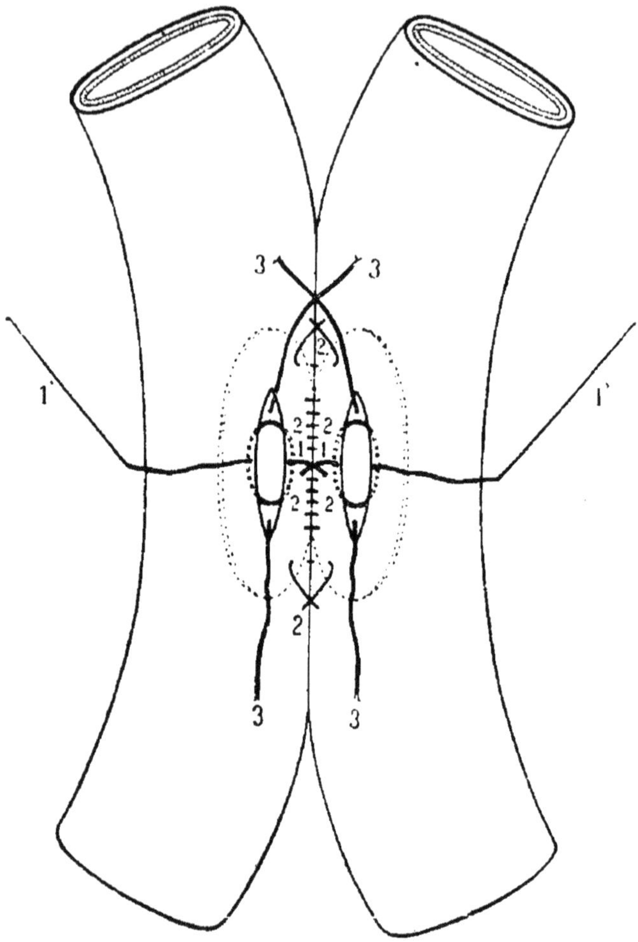

Fig. 42. — Entéro-anastomose par le procédé de Senn.

plaques une suture continue séro-séreuse après avoir pris la précaution de scarifier la séreuse.

Ce procédé est compliqué, long, dangereux, et il expose au rétrécissement ultérieur de l'orifice.

3° Procédé de Murphy.

On applique le bouton de Murphy de la même manière que pour la suture circulaire.

On fait une incision longitudinale sur chaque anse, suffisante pour admettre le bouton ; on la borde d'une suture en bourse qu'on noue sur chaque demi-bouton, puis on articule. L'opération est impossible ou très dangereuse quand les parois intestinales ou stomacales sont plus épaisses que la largeur de la rainure du bouton.

4° Procédé du bouton anastomotique de l'auteur.

L'entéro-anastomose, de même que la gastro-entérostomie, s'exécutent avec le bouton n° 5, dont l'orifice central mesure 5 millimètres de large et 30 millimètres de long.

La gouttière circulaire mesure 7 millimètres de profondeur et 10 millimètres de large.

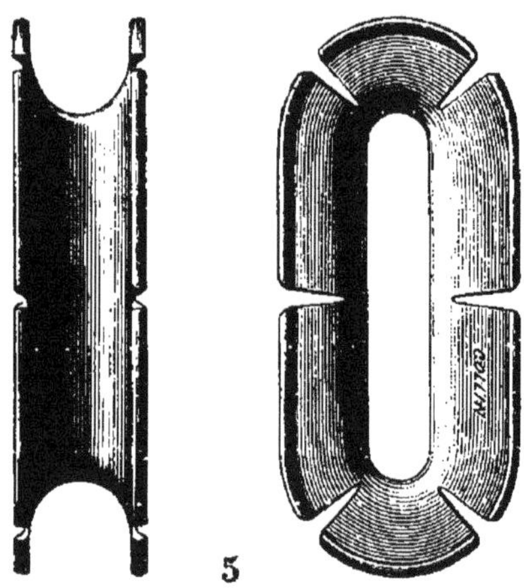

5

Fig. 43. — Bouton n° 5 vu de profil (figure de gauche) et de face (à droite).

1er TEMPS. — Les deux anses ayant été incisées, je réunis les lèvres postérieures des deux incisions, par une suture en surjet (fig. 44).

2me TEMPS. — Je place la gorge postérieure du bouton à cheval sur le surjet précédent; je rabats le chef supérieur du fil dans la gorge antérieure et je noue les deux chefs, non pas au milieu de la gouttière, mais à son extrémité (fig. 45).

3me TEMPS. — Je rabats le bouton à gauche (ou à

droite), de façon à rendre accessible sa gorge postérieure.

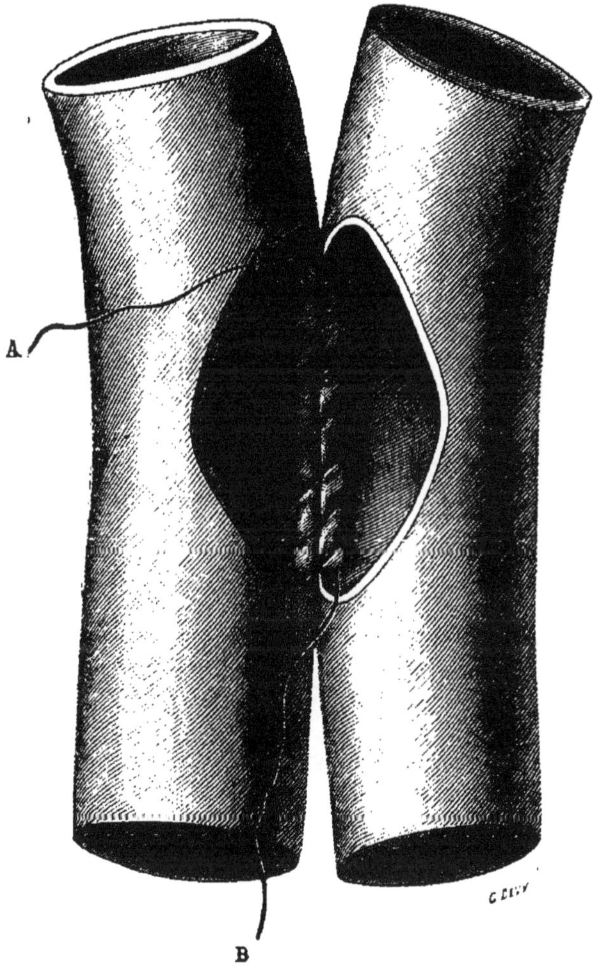

Fig. 44. — Exécution du surjet sur les lèvres postérieures de l'anastomose avec le fil AB.

Dans cette gorge j'engage le milieu d'un fil CD, que je maintiens en place. Je replace ensuite le bouton dans sa position primitive (Voir fig. 45).

4me TEMPS. — Avec le chef supérieur G, du fil CD, je fais un surjet sur les lèvres antérieures des orifices intestinaux.

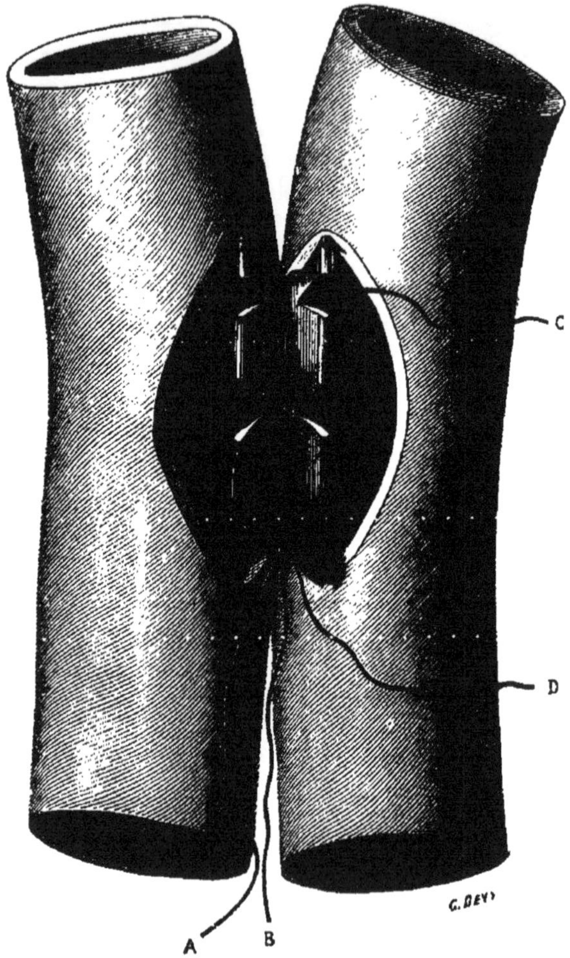

Fig. 45. — Le fil AB a été noué au fond de la gouttière. On a passé le fil CD dans la gorge postérieure de la gouttière.

Ce surjet n'est pas encore terminé sur le dessin de gauche (fig. 46) ; il est terminé sur la figure de droite (fig. 47).

Je noue enfin les chefs C et D.

5me TEMPS. — Déprimant alors avec une sonde can-

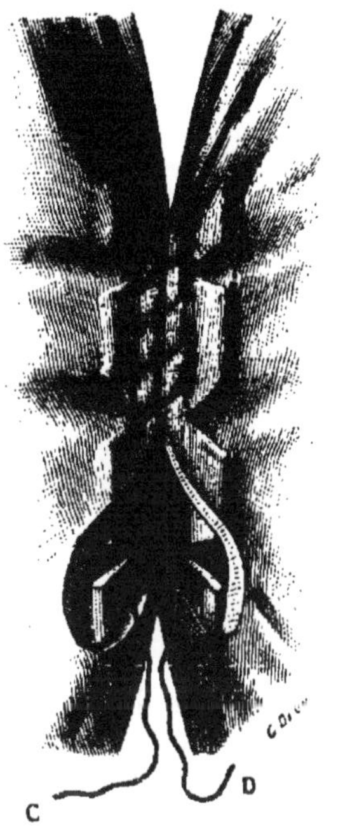

Fig. 46. — Le fil AB de la figure précédente a été omis intentionnellement. Avec le chef C du fil CD on exécute un surjet sur les lèvres antérieures de l'anastomose.

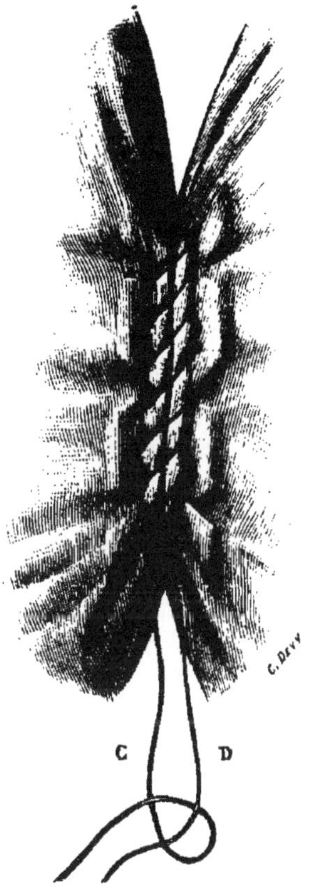

Fig. 47. — Le surjet des lèvres antérieures exécuté avec le chef C du fil CD est terminé. On noue ensemble les chefs C et D.

nelée la suture antérieure, je serre avec les doigts les bords de la gouttière, à travers les parois intestinales. La gouttière serrée est représentée dans la figure 48.

L'entéro-anastomose est *immédiate*, *prochaine* ou *éloignée*.

Elle est *immédiate* quand on la fait à quelques cen-

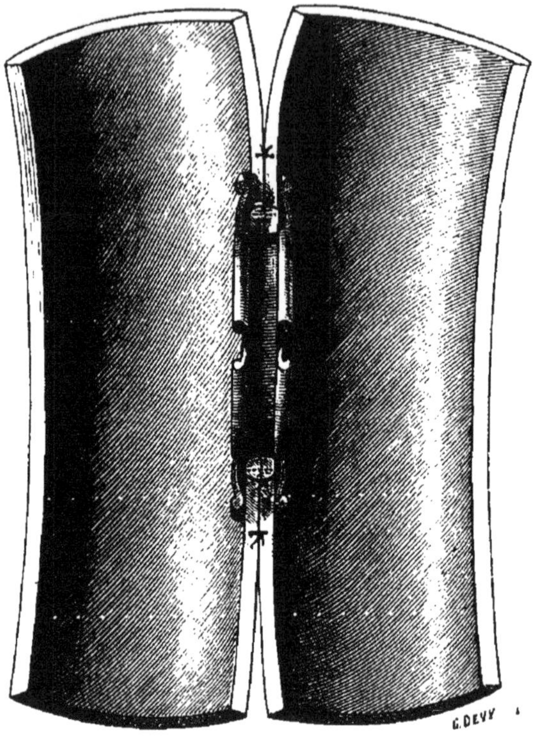

Fig. 48. — Même figure que la précédente. La gouttière est serrée.

timètres d'un obstacle, d'un anus contre nature ou dans l'entérorrhaphie par anastomose.

Elle est *prochaine* quand on la fait à 20 ou 30 centimètres de l'obstacle ou de l'anus contre nature.

Elle est *éloignée* quand la distance entre les deux anses anastomosées est très considérable.

L'*entéro-anastomose* s'exécute soit entre deux anses

grêles (jéjuno-jéjunostomie, iléo-iléostomie, jéjuno-iléostomie ou plus simplement entéro-anastomose grêle); soit entre deux anses de gros intestin (colo-colostomie), soit entre une anse grêle et le gros intestin (iléo-colostomie ascendante, transverse ou descendante).

Technique de l'iléo-colostomie. — L'*iléo-colostomie transverse* s'exécutera par une incision médiane qui permettra de reconnaître la dernière anse grêle et de la suturer au côlon transverse.

Pour l'*iléo-colostomie ascendante*, on se contentera d'une incision dans la fosse iliaque droite.

L'*iléo-colostomie descendante* est très difficile à exécuter dans une plaie médiane.

On fera d'abord l'incision médiane pour reconnaître la fin de l'intestin grêle, et on fera ensuite une seconde incision dans la fosse iliaque gauche dans laquelle on amènera l'anse grêle en question.

Entérostomie.

L'entérostomie consiste à suturer une anse d'in-

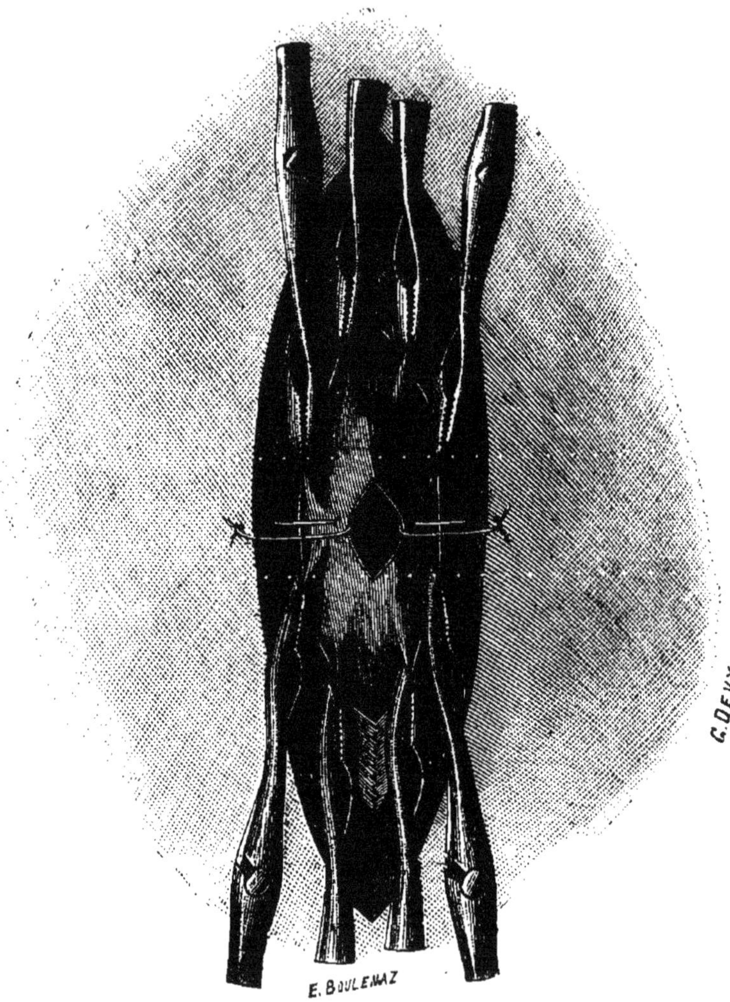

Fig. 49. — Entérostomie par le procédé de la forcipressure.

testin à la paroi abdominale et à l'inciser dans le but de dériver le cours des matières.

Je décrirai les procédés de *Maydl*, *Gersuny*, *Reclus*, avec le cancer du rectum.

Procédé de la forcipressure (*Chaput*).

Après avoir incisé l'abdomen et reconnu l'anse que je veux ouvrir, je rétrécis la plaie pariétale par des sutures profondes, et je fixe l'intestin à la paroi de la manière suivante :

Je saisis entre les mors d'une pince à griffe simultanément : 1° un pli d'intestin, 2° le péritoine et une portion de la couche musculaire de la paroi. Je remplace alors la pince à griffe par une pince à artère qu'on applique aussi parallèle que possible à la peau. Je place ainsi quatre pinces sur chaque lèvre de l'incision pariétale et sur l'intestin.

Je fais alors une petite incision de 1 centimètre pour ouvrir l'intestin. Chaque lèvre de l'orifice intestinal est fixée à la peau par un point de suture.

Les pinces ne doivent rester en place ni plus ni moins de 48 heures.

Entérostomie de Nélaton.

On fait à la paroi abdominale, dans la fosse iliaque droite, une incision parallèle à l'arcade crurale par laquelle on aborde l'anse que l'on veut ouvrir.

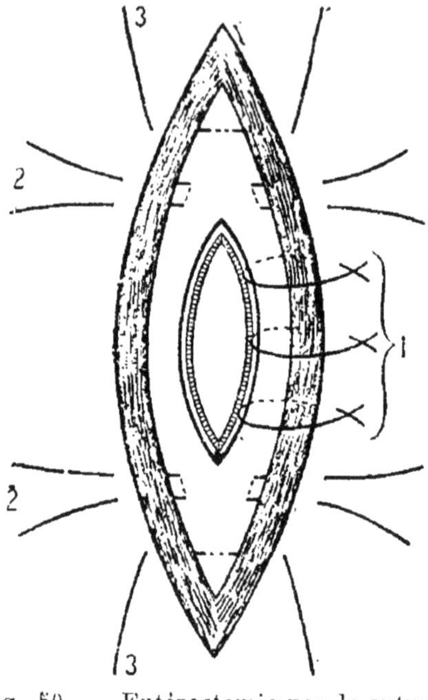

Fig. 50. — Entérostomie par la suture.

On rétrécit alors la plaie abdominale par des sutures profondes de manière à ne ménager qu'un espace de 3 ou 4 centimètres pour le passage de l'anse en question.

Suture séro-séreuse. — On fixe l'intestin au péritoine par six points de suture, deux de chaque pariétal côté en U, et un à chaque extrémité de l'incision pour fermer la séreuse.

Incision de l'intestin. — Elle sera parallèle au grand

axe de l'organe. Elle ne mesurera qu'un ou deux centimètres.

Suture séro-cutanée. — On place six autres points de suture, bi-latéraux et deux terminaux non perforants, réunissant l'intestin à la peau.

Établissement de l'anus contre nature proprement dit (*après résection intestinale*).

Chacun des deux orifices intestinaux présente une demi-circonférence antérieure et postérieure.

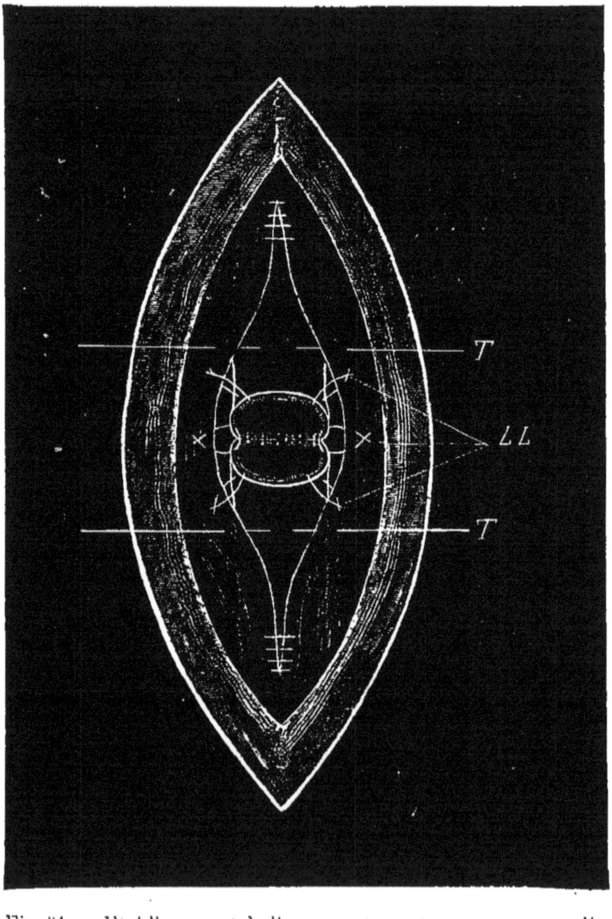

Fig. 51. — Établissement de l'anus contre nature proprement dit.

On suture ensemble les deux demi-circonférences postérieures par un étage séro-séreux. Les demi-circonférences antérieures seront suturées soit au péritoine pariétal, soit à la peau, comme il est indiqué ci-contre (fig. 51).

TABLE DES MATIÈRES

Paris. — Imprimerie F. Levé, rue Cassette, 17.

www.ingramcontent.com/pod-product-compliance
Ingram Content Group UK Ltd.
Pitfield, Milton Keynes, MK11 3LW, UK
UKHW031837260826
14628UKWH00001B/443

9 782019 655099